Sidney Petrie
Dr. Robert B. Stone

Autogenic

Das Selbsthilfeprogramm für Glück und Erfolg

Verlag PETER ERD · München

HELPING YOURSELF WITH AUTOGENICS
by Sidney Petrie and Dr. Robert B. Stone
Original English language edition published by Parker Publishing Company

Umschlaggestaltung: Peter Engel
Aus dem Amerikanischen übertragen und bearbeitet von Helmut Degner.
Neue Ausgabe des Buches „Selbsthilfe durch Autogenic“
(ISBN 3-8138-0021-0)

Printed in West Germany
ISBN 3-8138-0074-1

Inhalt

Vorwort

Wie dieses Buch Ihnen helfen kann

Erst einmal möchte ich mich vorstellen. Mein Name ist Sidney Petrie, und ich habe die Petrie-Methode entwickelt, mit der im New Yorker Institut für Hypnotherapie Tausenden von Menschen dazu verholfen wurde, mühelos und auf natürliche Weise ihr Leben durch hypnotische Techniken in den Griff zu bekommen.

Und nun möchte ich Ihnen noch jemand anderen vorstellen: Dr. Johannes H. Schultz. Er hat zu Anfang dieses Jahrhunderts in Deutschland das Autogene Training entwickelt, das in ganz Europa Tausenden von Menschen dazu verholfen hat, ihr Leben ebenfalls mühelos und auf natürliche Weise in den Griff zu bekommen.

Wie Sie sehen, haben der verstorbene Dr. Schultz und ich einiges gemeinsam. Auf dieser unserer gemeinsamen Basis ist Autogenic entstanden, eine einfache, schnell wirkende Methode, mit der jedermann, ob jung oder alt, sein Leben verändern kann. Es ist eine Technik der Selbsthypnose, mit der Sie durch nur wenige Minuten dauernde Übungen Ihre Gesundheit, Ihr Verhalten, Ihre Persönlichkeit und Ihre menschlichen Beziehungen verbessern und finanziellen Erfolg erreichen können.

Autogenic, sozusagen ein Kind der Petrie-Methode und des Autogenen Trainings, legt die Zügel in Ihre Hand. Sie brauchen keinen Lehrer oder Hypnotiseur. Sie brauchen nur dieses Buch. Es ist das „Rezeptbuch“ für Ihr restliches Leben.

In der Küche entstehen keine großen Mahlzeiten, indem man nur das Rezeptbuch liest. Sie müssen das Buch weglegen und etwas tun. Ebenso ist es mit dem Buch, das Sie vor sich haben. Um sich ein wunderbares neues Leben zu schaffen, müssen Sie zu lesen aufhören, das Buch weglegen und etwas tun.

Was Sie zu tun haben, ist so einfach, daß Kochen im Vergleich kompliziert erscheint, und es geht so schnell, daß Kochen dagegen langwierig ist. Sie brauchen nur dreierlei zu tun: 1) sich in eine ruhige Stimmung versetzen (ich werde Ihnen sagen, wie das auf leichte Weise möglich ist), 2) ihren Körper entspannen (es gibt dafür Methoden, die Spaß machen), 3) die Veränderung, die Sie sich in Ihrem Leben wünschen, bejahen.

Bejahen Sie mit der Autogenic-Methode, daß Sie Streß, Schmerz, Angst, Spannung und Druck loswerden wollen – dann werden sie aufhören.

Bejahen Sie, daß Sie lästige funktionale Krankheitssymptome verlieren wollen – dann werden sie verschwinden.

Bejahen Sie, daß statt Schuldgefühlen, unnützen Sorgen und Depressionen innere Ruhe, Zuversicht und Begeisterung Sie erfüllen sollen – dann wird es geschehen.

Bejahen Sie Positives in Bezug auf Gewohnheiten, Einstellungen, Situationen, Liebesbeziehungen und Berufsleben – dann werden Sie erfolgreich sein.

Das sind keine leeren Versprechungen. Wären sie es, dann würde meine Arbeit sich auf die Praxis in Great Neck, Long Island, beschränken, die ich vor etwa fünfundzwanzig Jahren eröffnet habe. Doch das ist nicht der Fall. Es hat sich als notwendig erwiesen, weitere Praxen in allen fünf Stadtbezirken von New York City, in Westchester und sogar ganz weit im Süden, in Atlanta, zu eröffnen.

Ich habe eine Menge Bücher über Hypnose, Selbsthypnose, geistige Isometrik und Hypnokybernetik geschrieben, die ihre Leser befähigten, Wunder in ihrem Leben zu vollbringen. Doch Autogenic vereinigt in sich von all diesen Gebieten das Beste und bietet Ihnen, kombiniert mit dem Autogenen Training von Dr. Schultz, eine sehr wirkungsvolle Methode zur Selbsthilfe.

Im Grunde brauchen Sie nichts weiter als einen bequemen Sessel und dieses Buch. Von Nutzen sind außerdem noch ein Stück schwarzes Papier in der Größe und Form eines Fünfmarkstücks, ein Zwirnsfaden und ein Knopf, eine Taschenlampe und ein Handspiegel. Für manche der in diesem Buch enthaltenen Übungen brauchen Sie eine zweite Person, die Ihnen bestimmte Stellen vorliest, doch können Sie diese auch selbst auf eine Tonkassette sprechen.

Auch wenn Sie keine gesundheitlichen Probleme haben, empfiehlt es sich, zuerst die ersten drei Kapitel zu lesen und sich mit den drei wesentlichen Schritten – innerliche Beruhigung, Herbeiführen der Entspannung und Bejahung der gewünschten Veränderung – vertraut zu machen, denn so können Sie eine gute Gesundheit in eine noch bessere verwandeln.

Ich nenne diese drei Schritte *Formeln*. Jede dieser Formeln ist einfach und rasch wirksam. Jedes Kapitel enthält eine andere Gruppe von vorteilhaften Veränderungen, die Sie bewirken können. Nach den ersten drei Kapiteln können Sie die für Sie wichtigen auswählen oder alle davon verwirklichen:

- Linderung von Verstopfung, Allergien, Schlaflosigkeit, Kopfschmerzen und anderen gesundheitlichen Störungen,
- Erleichterung von Symptomen bei Arthritis, Darmkatarrh, Asthma, Diabetes usw.,
- Beherrschung von Emotionen und Stimmungen und Normalisierung des Sexuallebens,
- Umwandlung von Angst, Sorgen, Unentschlossenheit und Verwirrung in innere Ruhe,
- Befreiung von Eßsucht, Rauchen und anderen unerwünschten Gewohnheiten,
- Überwindung materieller Schwierigkeiten und Erlangung finanziellen Wohlstands,
- Finden neuer Ziele für ein wunderbares neues Leben und ihre Erreichung.

Möchten Sie einige dieser Wunder in Ihrem Leben bewirken? Gut, dann machen wir uns gemeinsam auf den Weg.

Sidney Petrie

1. Kapitel

Was ist Autogenic und wie wendet man es an?

Ein Mann sitzt in seinem Wohnzimmer in einem bequemen Sessel. Seine Augen sind geschlossen, doch er ist wach und aufmerksam: er lauscht seiner Stimme. Sie kommt nicht aus dem Fernseher. Das Radio ist nicht eingeschaltet. Sie kommt aus einem Kassettenrecorder. Er lauscht seiner eigenen Stimme.

Seine eigene Stimme gibt ihm Anweisungen zur Entspannung. Während er zuhört, versinkt er in einen heiter-gelassenen, träumerischen Zustand. Seine Stimme sagt ihm jetzt, wie er sein Einkommen verbessern kann. Sie spricht von seiner Produktivität und seinen Fähigkeiten. Nach etwa fünfzehn Minuten beendet seine Stimme die Entspannungssitzung. Er öffnet die Augen. Innerhalb weniger Wochen arbeitet der Mann sich in eine Tätigkeit ein, die ihm neben seinem Beruf leicht möglich ist. Er hat Erfolg, und sein Einkommen verdoppelt sich.

Eine Frau liegt auf einer Couch. Ihr gegenüber sitzt ihre Tochter und liest ihr aus diesem Buch vor. Die Frau entspannt sich und sieht sich gemäß den Anweisungen ihrer Tochter vor ihrem geistigen Auge schlank: befreit von den überflüssigen Pfunden, die ihr Kraft und Gesundheit geraubt haben. Nach einem Monat hat sie zwanzig Pfund verloren und fühlt sich um Jahre jünger.

Eine junge Dame sitzt in ihrer kleinen Wohnung und blickt in einen Handspiegel. In entspanntem Zustand sieht sie sich attraktiv, frei von Hautunreinheiten, strahlend, in Gesellschaft eines gutaussehenden Mannes. Nach ein paar Wochen ist sie verlobt.

Der Mann, die Frau und die junge Dame haben Autogenic angewandt. Es ist eine Hypnosetechnik, die jedermann benützen kann, um Gesundheit, Leistungsfähigkeit und Lebensqualität zu verbessern.

Vor zwanzig Jahren war die Hypnose noch von einer Aura des Geheimnisvollen umgeben. Doch dann lüfteten die British Medical Association und die American Medical Association den mystischen Schleier und erkannten die Hypnose als ungefährliche, wirkungsvolle Therapie an. Heute profitieren Menschen in allen Lebensbereichen von Hypnosetechniken; nicht nur in Amerika, sondern in der ganzen Welt.

Herbeigeführt wurde diese Wende durch die hingebungsvolle Arbeit vieler Forscher. Einer von ihnen, Dr. Johannes H. Schultz, entwickelte in Deutschland das Autogene Training. Zu Anfang dieses Jahrhunderts verschaffte er der Hypnose Anerkennung als wirkungsvoller Methode zur Überwindung unerwünschter Gewohnheiten, Persönlichkeitsstörungen, von Ängsten und Phobien und zahlreicher körperlicher Leiden.

Als ich vor einem Vierteljahrhundert als Hypnosetherapeut zu praktizieren begann, standen mir nicht nur die von Dr. Schultz entwickelten erfolgreichen Methoden zur Verfügung, sondern auch verschiedene Techniken anderer Forscher, die sich einen Namen damit gemacht hatten, Menschen zu helfen, sich selbst zu helfen.

Durch meine Tätigkeit habe ich dazu beigetragen, diese Methoden so zu vereinfachen, daß jedermann sie mit Erfolg selbst anwenden kann. In mehr als einer halben Million Therapiestunden, von mir selbst oder unter meiner Supervision durchgeführt, wurde ein System erarbeitet, das wahrscheinlich den leichtesten, schnellsten und billigsten Weg aus gesundheitlichen Problemen, finanziellen Schwierigkeiten und persönlichen Störungen in eine neue helle Welt wiedergewonnener Jugend, erhöhter Vitalität, verbesserter Fähigkeiten und eines glücklicheren Lebens darstellt.

Ich nenne diese Methode Autogenic.

Wie Sie durch die Macht von Autogenic fast sofort ein neues, erfülltes Leben erlangen können

Sehen Sie sich um. Manche Menschen scheitern. Andere haben Erfolg. Manche gewinnen Liebe und blühen auf. Andere sind einsam und verdorren. Dabei ist es für die Gewinner und für die Verlierer das gleiche Spiel mit den gleichen Regeln und der gleichen Ausrüstung. Was bewirkt nur den Unterschied?

Die Antwort lautet: Ihr Geist.

Ihr Geist beherrscht Ihren Körper. Ihr Geist bestimmt Ihre Fähigkeiten. Ihr Geist bestimmt Ihre Beziehungen zu anderen Menschen.

Können Sie sich vorstellen, was für ein Leben Sie führen würden, wenn Sie in der Lage wären, Ihren Geist zu beherrschen?

Wenn Sie die Anweisungen in den ersten drei Kapiteln dieses Buches befolgen, können Sie diese Beherrschung erlangen. Sie werden dann imstande sein, durch diese Beherrschung in jedem Bereich Ihres Lebens positive Veränderungen zu bewirken.

Ja, Sie können frei werden von allen möglichen Leiden und sogar von ernsteren gesundheitlichen Problemen. Doch was wahrscheinlich noch bedeutsamer ist: Sie können durch Anwendung von Autogenic jene alltäglichen Probleme lösen, die Sie in Ihrem Leben hemmen und stören. Sie können damit jene schrecklichen Zwangssituationen und Klemmen und scheinbar unlösbaren Probleme bewältigen.

Ja, Sie können durch Autogenic Gewicht verlieren, sich das Rauchen und Trinken abgewöhnen und unerwünschte Verhaltensweisen ablegen. Doch was ebenso wichtig ist: Sie können Autogenic anwenden, um Ihre Fähigkeiten zu verbessern, ihr Einkommen zu erhöhen, sich vor Streß zu schützen und innere Ruhe zu erlangen.

Das geht alles so einfach und schnell, daß man nicht begreifen kann, warum es nicht in jeder Schule gelehrt wird. Immerhin werden schon in verschiedenen Erziehungs- und Ausbildungsinstituten Versuche damit angestellt, so daß hoffentlich eines Tages alle Menschen wissen werden, daß sie selbst über ihr Leben bestimmen und entscheiden können, welchen Weg sie einschlagen wollen.

Aber warum so lange warten? Beschließen Sie, sich frei zu machen von allen Sorgen, Problemen und Begrenzungen. Übernehmen Sie die Verantwortung für Ihr Leben.

Als Sie dieses Kapitel zu lesen begannen, haben Sie den ersten Schritt getan. Wenn Sie weiterlesen, werden Sie erfahren, daß die zwei wichtigsten Voraussetzungen für die Herrschaft über Ihr Leben 1) Entspannung und 2) Imagination sind. Wenn Sie das Buch beiseite legen und die einfachen Anweisungen befolgen, werden Sie lernen, sich durch leichte, schrittweise Übungen in tiefe Entspannung zu versetzen und durch die Fähigkeit Ihres Geistes, in Bildern zu denken, das phantastische drei Pfund schwere Organ zu aktivieren, das wir Gehirn nennen.

David ist ein großer, gutaussehender Mann. Er und seine zwei Brüder waren in der Import-Export-Branche tätig, jeder auf einem bestimmten Spezialgebiet ihrer Firma. Im letzten Jahr wurde Davids Familie hart vom Schicksal getroffen. Der eine Bruder erlitt einen tödlichen Herzanfall. Fünf Wochen später hatte der andere Bruder einen leichten Schlaganfall. Zwar konnte er seine Tätigkeit bald wieder aufnehmen, doch nur in begrenztem Umfang.

Die ganze Arbeit ruhte nun auf David: er mußte einkaufen, verkaufen, die Firma leiten, sich um das Personal kümmern – Aufgaben, die er früher mit seinen beiden Brüdern geteilt hatte. In seiner Verzweiflung stellte er Assistenten ein. Dies komplizierte das Ganze noch mehr, denn nun mußte er auch noch Zeit aufwenden, um diese auszubilden. David, der älteste der drei Brüder, war überzeugt, daß diese Überlastung ihn bald ins Grab bringen würde. Seine letzte Hoffnung war unser New Yorker Institut für Hypnotherapie.

Wir kamen zu dem Schluß, das das Wichtigste für David war, immer nur eine Sache auf einmal zu tun. Er war damit einverstanden, sich dies als Ziel zu setzen, und nach einigen Wochen berichtete er, daß er sich gesund, kräftig und die meiste Zeit entspannt fühlte. Durch die Anwendung von Autogenic zur Entspannung und zur Verbesserung seiner Fähigkeit, sich auf seine jeweilige Tätigkeit zu konzentrieren, überwand David allmählich seine beruflichen Schwierigkeiten. Er entwickelte eine neue Einstellung zum Leben, und obwohl er schwerer als je zuvor arbeitete, konnte er nun auch seine Freizeit richtig genießen. Und obwohl der Druck, unter dem er arbeitete, größer denn je war, konnte er besser damit umgehen. Statt unter dem Druck zusammenzubrechen, fühlte er sich durch ihn angespornt.

Beachten Sie das Wort „Ziel", das wir in diesem Fall verwendet haben. Probleme haben oft viele Seiten. Doch meistens hat ein Problem einen grundlegenden Aspekt. Wenn man diesen Aspekt, dieses Ziel, behandelt, lösen sich auch alle anderen Knoten.

Würden Sie mich fragen, ob ein bestimmtes Problem in Ihrem Leben durch Autogenic gelöst werden kann, dann würde ich schon lange bevor Sie all die komplizierten Details des Problems geschildert haben, mit „Ja" antworten.

Das soll nicht heißen, daß Autogenic ein Wundermittel ist. Autogenic macht sich nur die wunderbaren Fähigkeiten des menschlichen Gehirns zunutze.

Wie Autogenic Ihren Geist zu einer Wunderwaffe macht

Als Dr. Johannes H. Schultz, der Berliner Psychiater und Neurologe, der das Autogene Training entwickelte, sich für dieses Gebiet zu interessieren begann, hatten O. Vogt und K. Brodmann am Berliner Neurobiologischen Institut bereits wichtige Vorarbeiten geleistet. Sie entdeckten, daß Patienten gelehrt werden konnten, sich selbst in einen der Hypnose ähnlichen Zustand – in Selbsthypnose – zu versetzen, und daß sie durch Befehle, die sich sich in diesem Zustand erteilten, imstande waren, psychische und körperliche Störungen zu beseitigen.

Dr. Schultz war sehr interessiert daran, Menschen zu helfen, sich selbst zu helfen – vor allem, damit sie unabhängiger vom Therapeuten – in diesem Fall dem Hypnotiseur – wurden. Bei der Beobachtung hypnotisierter Patienten stellte er übereinstimmende Charakteristika fest, darunter eine entspannte, gleichgültige Haltung ohne Bestrebung, ohne Anstrengung, und so entwickelte er ein einfaches Verfahren, um diesen Zustand herbeizuführen.

Zu den übereinstimmenden Charakteristika gehörte auch das Gefühl von Schwere und Wärme in den Armen und Beinen, und er erkannte, daß durch Erzeugung dieses Gefühls jedermann in der Lage ist, sich selbst in Hypnose zu versetzen.

Meine Methode hat viele Parallelen zu der von Dr. Schultz, und obwohl sie neue Techniken zur Erweiterung der durch das Autogene Training erworbenen Fähigkeiten umfaßt, basiert sie auf der Arbeit von Dr. Schultz.

Was Dr. Schultz zu seiner Zeit unmöglich erkennen konnte, waren die uns heute bekannten ungeheuren Fähigkeiten des menschlichen Gehirns, die durch diese Techniken entfesselt werden können.

Computer waren zu seiner Zeit unbekannt. Damals zu sagen, daß das Gehirn computerhafte Fähigkeiten hat, wäre also sinnlos gewesen. Heute aber wissen wir, daß dem so ist. Wir wissen, daß jedes der 30 Milliarden Neuronen des Gehirns dem Einzelteil eines Computers gleicht. Selbst mit Miniaturschaltkreisen wäre ein Computer mit 30 Milliarden Einzelteilen wahrscheinlich so groß wie das Empire State Building, falls wir in der Lage wären, ihn zu bauen.

Sie besitzen einen solchen Super-Computer. Ob Sie 30, 40, 50 oder 60 Jahre alt sind – Sie haben ihn nie voll genützt. Ja, Sie haben lediglich einen winzigen Teil seiner ungeheuren Intelligenz genützt.

Indem Sie sich durch Autogenic in Selbsthypnose versetzen, nehmen Sie den Deckel von diesem Wundergerät, so daß die Knöpfe freiliegen. Nun brauchen Sie nichts weiter zu tun, als die richtigen Knöpfe zu drücken. Dann liefern 30 Milliarden Neuronen, die alle durch Billionen von Schaltkreisen miteinander verbunden sind, die entsprechenden Antworten. Was für Antworten? Die Antworten, die Ihr Gehirn liefert, erfolgen nicht schriftlich auf einem Papierstreifen wie bei einem Computer, sondern sie drücken sich in Ihrem Verhalten aus.

Ihr Verhalten ändert sich. Hier einige Beispiele für solche Verhaltensänderungen, die Sie alle schnell bei sich bewirken können:

- Befreiung von Energie zehrenden Kopfschmerzen
- Erleichterung von chronischen Schmerzen, z. B. bei Arthritis oder Rheuma
- Linderung von Erkältungssymptomen
- Verbesserung des Hautzustandes

- Überwindung von Übelkeit
- Beseitigung von Verstopfung
- Befreiung von Schlaflosigkeit
- Erleichterung des Tragens von Kontaktschalen
- Linderung von Allergien, z. B. Heuschnupfen
- Hilfe bei Zahnproblemen
- Verminderung von Asthmaanfällen
- Beseitigung von Blähungen und Magen-Darm-Störungen
- Linderung von Menstruationsbeschwerden
- Überwindung von Schüchternheit und Lampenfieber
- Beseitigung von Angst vor großen Höhen, Menschenmassen, Wasser, Dunkelheit, geschlossenen Räumen
- Bewältigung von Frigidität, Impotenz, Homosexualität
- Überwirdung von Furcht, Unsicherheit, Minderwertigkeitskomplexen
- Entwicklung von Entschlußkraft
- Gewinnung von Stabilität
- Verwandlung von Langeweile in Begeisterung, von Zweifelsucht in Zuversicht
- Mühelose Gewichtsabnahme auf Dauer
- Entwöhnung von Rauchen, Kaffeetrinken, exzessivem Alkoholgenuß, Nägelbeißen, Bettnässen, Haarezwirbeln
- Verbesserung von Fähigkeiten, wie Bridgespielen oder Beherrschung eines Musikinstruments
- Bessere Leistungen bei Golf- und Tennisspielen, Jogging, Kegeln, Maschineschreiben, Nähen, Buchhaltung
- Befreiung von lähmenden Sorgen
- Überwindung persönlicher Abneigungen
- Verstärkung der Wirkung und des Einflusses auf andere Menschen
- Entwicklung von Einfallsreichtum
- Freisetzung unbegrenzter Energie
- Gewinnung von Freunden und Förderern
- Entwicklung von Konversationstalent
- Verwandlung von Antriebslosigkeit in Tatkraft

- Überwindung von Eifersucht und Entwicklung von Vertrauen und Verständnis
- Entwicklung der Gewohnheit, erfolgreich zu sein

Dies sind ganz alltägliche Veränderungen, die Ihr Gehirn für Sie vollbringen kann, sobald Sie Autogenic anzuwenden verstehen – sobald Sie Ihren Wundercomputer zu programmieren verstehen.

Eine erstaunliche Fähigkeit Ihres Gehirns, die nicht einmal ein Computer besitzt

Das menschliche Gehirn hat sich im Lauf von Jahrtausenden durch Hervorbringung neuer Schichten weiterentwickelt. Im tiefsten Innern ist es noch das gleiche Gehirn wie bei einem Reptil. Dieser Kern ist von einer weiterentwickelten Säugetier-Schicht umgeben. Die äußere, Kortex genannte Schicht hat sich beim Menschen als letzte gebildet – auf ihr beruht die ihm eigene Überlegenheit über das Tier.

Alle diese Schichten sind gleichzeitig in Funktion, vom Bedürfnis des Reptils nach Sicherheit, Sex und Macht über die Fähigkeiten und die Intuition des Säugetiers bis zur induktiven und deduktiven Urteilskraft des Homo sapiens.

In einem Teil unseres Geistes sind alle Informationen, Erinnerungen und Erfahrungen gespeichert. Sie treffen Entscheidungen, reagieren auf Situationen und antworten auf Emotionen auf Grund dieser Sektion Ihres Geistes, die übrigens mit all den andern erwähnten Schichten verbunden ist.

Dieser besondere Teil Ihres Geistes vermittelt Ihnen auch Ihre Empfindungen bezüglich Ihrer selbst. Was Sie im Moment sind – also jemand, der dasitzt und diese Seite liest –, sind Sie, weil Ihr Geist das glaubt.

Wenn Sie als Kind Milch verschüttet haben und eine Autoritätsperson Sie „Tolpatsch“ genannt hat, kann Ihr Geist diese Meinung akzeptiert haben. In diesem Fall verhält er sich *tolpatschig*. Oder vielleicht haben Sie Ihre Mutter, Ihren Vater oder Ihren großen Bruder geärgert und wurden „Trottel“ genannt. Hat Ihr Gehirn das akzeptiert, so bewirkte dies schlechte Zensuren in der Schule und geringen Erfolg im Leben.

Ihre Fähigkeit, Erfolg zu haben, ein Problem zu lösen, eine Aufgabe zu bewältigen, ein Ziel zu erreichen, hängt zum großen Teil von der Meinung Ihres Geistes über Ihre Fähigkeiten ab.

Wenn Sie sich auf eine bestimmte Weise verhalten sollen, ruft dieser Teil Ihres Geistes alle damit zusammenhängenden Informationen ab, die in sämtlichen Ebenen Ihres Geistes gespeichert sind. Dann wertet er diese Informationen aus und sagt Ihnen, ob Sie sich auf diese Weise verhalten können oder nicht.

Wir wollen diesen besonderen Teil Ihres Geistes Intelligenzfilter nennen. Der Intelligenzfilter ist also der Teil Ihres Geistes, der von Ihren Vorstellungen geprägt ist und Ihnen darüber Meldung erstattet. Wenn Sie sich zum Beispiel fragen: „Kann ich mich ohne Betäubung schmerzlos operieren lassen?", wird Ihr Intelligenzfilter antworten: „Nein."

Auf ähnliche Weise wird Ihr Intelligenzfilter, wenn Sie sich fragen: „Werde ich bei dieser neuen Unternehmung erfolgreich sein?", eine Antwort liefern, die auf der Basis lebenslanger Konditionierung oder Ihrer Meinung über sich selbst beruht.

Wenn Sie sich selbst für unsicher halten, so werden alle Antworten des Intelligenzfilters durch diese Meinung beeinflußt sein.

Wird jedoch diese Meinung in ein positiveres Selbstbild verwandelt, dann werden die Antworten des Intelligenzfilters entsprechend positiver ausfallen.

Sobald diese positive Änderung vollzogen ist, lenkt der Intelligenzfilter alle in Ihren Milliarden Gehirnneuronen gespeicherten Informationen so, daß sie das positive Endergebnis hervorbringen.

Deshalb haben Menschen, die „Ich kann nicht" sagen, immer recht. Sie können wirklich nicht, weil sie glauben, daß sie nicht können.

Und deshalb können jene, die sagen „Ich kann".

Eines Tages rief uns eine große Versicherungsgesellschaft an und fragte, ob es eine Methode gebe, durch die wir eine stärkere Motivation bei ihren Vertretern bewirken könnten. Wir vereinbarten, mit einem Teil dieser Vertreter Gruppensitzungen durchzuführen. Diese Sitzungen waren sehr erfolgreich. Nach vier Wochen hatten sich die Abschlüsse der Vertreter um 8 Prozent erhöht, bis zum Ende des Jahres um 16 Prozent.

Ein Vertreter, der seit sechzehn Jahren bei der Firma beschäftigt war und nie mehr als eine halbe Million Dollar im Jahr abgeschlossen hatte, erhielt in diesem Jahr eine Prämie für den Abschluß einer Million.

In den Gruppen fand folgendes statt. Die Teilnehmer wurden gebeten, jeder für sich in einer Liste anzuführen, was sie nach ihrer Meinung daran hinderte, größere Abschlüsse zu tätigen. Die Listen sahen alle ähnlich aus. Die Hauptpunkte waren Unentschlossenheit, Mangel an Begeisterung, Mangel an Interesse für Details, Mangel an Organisation und Mangel an Zuversicht. Die Vertreter wurden angewiesen, auf ihren Listen die Punkte nach ihrer Bedeutung zu ordnen, vom wichtigsten an erster Stelle bis zu den am wenigsten bedeutenden und änderungsbedürftigen.

Die nächste Anweisung lautete, sich den Punkt am untersten Ende – den am wenigsten wichtigen – vorzunehmen. Er wurde zum ersten Zielpunkt erklärt, für den sie eine Lösung finden sollten, bevor sie sich dem nächsten zuwandten.

Sie wurden instruiert, sich daheim bequem in einen Sessel zu setzen und Verbindung mit ihrem Intelligenzfilter aufzunehmen. Wie man das tut, werde ich Ihnen im nächsten Kapitel sagen. Dann sollten sie ihren Intelligenzfilter um die Erlaubnis bitten, auf dieses bestimmte Ziel hinzuarbeiten. Falls dagegen ein Einwand bestand, sollten sie ihren Geist ersuchen, die Ursache des Problems zu untersuchen und es zu lösen, damit der Weg zum Zielpunkt frei war. Wenn ihr Geist die Erreichbarkeit des Ziels akzeptiert hatte, wurde der Intelligenzfilter angewiesen, die notwendigen Veränderungen zu bewirken, damit das Ziel erreicht werden konnte. Bei einer der nächsten Gruppensitzungen konzentrierte sich dann jeder Teilnehmer auf das nächste Ziel seiner Liste. Dies wurde fortgesetzt, bis die ganze Liste durchgearbeitet war.

Von den zwanzig Teilnehmern gaben zwei an, keine Erfolge erzielt zu haben; fünf meldeten einige Erfolge und dreizehn hervorragende Erfolge.

Diese Vertreter hatten ihre begrenzenden Vorstellungen erkannt und sie daraufhin geändert.

Ebenso wie Ihr Geist durch bestimmte Vorstellungen auf Begrenzung programmiert werden kann, ist es auch möglich, ihn durch Änderung dieser Vorstellungen neu zu programmieren.

Ähnlich wie Verkaufskurven können die Kurven von Hüften, Schenkeln und Busen verändert werden. Der Geist formt den Körper, und Sie können Ihren Geist so programmieren, daß er einen besser proportionierten Körper formt; ebenso einen gesunden Magen, einen geraden Rücken und einen schmerzfreien Körper.

Alle Fähigkeiten, Gewohnheiten und persönlichen Eigenheiten können auf gleiche Weise umprogrammiert werden. Die Umprogrammierung ist im Grunde eine Befreiung von begrenzenden Vorstellungen. Sobald diese stattgefunden hat, kann Ihr Geist die schwierigsten Aufgaben bewältigen. Er kann die schädlichsten Gewohnheiten und Verhaltensmuster überwinden. Er kann Schmerzen beseitigen. Er kann unerwünschte oder negative Haltungen ändern.

Dies alles und noch viel mehr kann Ihr Geist, wenn er von negativen Programmierungen befreit und ihm gestattet ist, präzise alle ihm zugänglichen Informationen zu kombinieren und einen Weg zum Erfolg ausfindig zu machen.

Dieser Weg wird in Richtungen führen, in die Ihr Geist noch nie zuvor gegangen ist. Neue Überzeugungen erlauben es Ihrem Geist, sich auf eine Weise zu verhalten, die ihm mit den alten Überzeugungen unmöglich war, und deshalb Erfolge zu bewirken, die vorher undenkbar waren.

Autogenic kann also auf ungeahnte Weise ihre Fähigkeiten verbessern und erweitern und Ihnen den Weg zu einem erfüllten Leben öffnen.

Können Sie sich mehr wünschen?

Die Ausrüstung, die Sie für Autogenic brauchen

Wenn Sie sich meine Praxis ansehen, werden Sie feststellen, daß sie sich von der eines Arztes oder Zahnarztes grundlegend unterscheidet. Es gibt keine besonderen Geräte oder Utensilien, sondern es herrscht eine angenehme Wohnzimmeratmosphäre.

Genau das ist es, was Sie brauchen. Sie brauchen, um Autogenic anzuwenden, einen angenehmen, ruhigen Ort. Auch ein Wohnzimmer kann sich zu bestimmten Tageszeiten in einen von Lärm und Geschäftigkeit erfüllten Ort verwandeln. Deshalb sollten Sie für Ihre Autogenic-Übungen eine ruhige Zeit festsetzen.

Wenn Sie sich in Ihr ruhiges Wohn- oder Schlafzimmer zurückgezogen haben, werden Sie als erstes zehn Minuten lang Anweisungen erhalten. Sie können diese jedoch nicht aufnehmen, indem Sie sie lesen, denn Ihre Augen müssen geschlossen sein und Sie müssen die Anweisungen im Geist befolgen. Deshalb ist es erforderlich, daß Sie Tonkassetten besprechen und sich vorspielen. Oder Sie brauchen die Hilfe eines Nachbarn, Freundes oder Familienmitglieds, das Ihnen die betreffenden Seiten vorliest.

Sollten Sie einen Kassettenrecorder besitzen, mit dem keine Aufnahmen gemacht werden können, müssen Sie sich einen leihen, mit dem das möglich ist. Es dauert etwa zehn Minuten, eine Kassette mit Anweisungen zu besprechen. Tun Sie dies langsam und in ruhigem Ton, als würden Sie die Anweisung einem Freund vorlesen, nur daß Sie eben in diesem Fall selbst der Freund sind.

Wenn die Aufnahme fertig ist, brauchen Sie sie bloß abzuspielen und sich die Anweisungen anzuhören. Durch ihre Befolgung – indem Sie sich entspannen und das Gesprochene in Gedanken nachvollziehen – ändern Sie begrenzende Vorstellungen und programmieren sich darauf, die gesteckten Ziele zu erreichen.

Wenn Sie keinen Kasettenrecorder besitzen oder sich leihen können, brauchen Sie, wie gesagt, jemanden, der Ihnen hilft. Da Sie dieser Person den Sinn und Zweck des Ganzen erklären müssen, sollte es jemand sein, dem Sie vertrauen und auf den Sie sich verlassen können. Sollten Sie mit dieser Person nicht zusammen wohnen, können Sie, um es ihr bequemer zu machen, die Autogenic-Sitzungen auch in deren Wohnung abhalten. Die Person braucht nichts weiter zu tun, als Ihnen die Anweisungen, mit deren Hilfe Sie sich tief entspannen und auf eine für Sie nützliche Weise neu programmieren, vorzulesen.

Darüber hinaus werde ich Ihnen noch sagen, wie Sie mit Hilfe einiger einfacher Haushaltsgegenstände Autogenic noch mehr erleichtern und wirkungsvoller machen können.

Damit Sie vorausplanen können, zähle ich diese Dinge am besten gleich hier auf, ohne jedoch bereits zu erwähnen, wie Sie sie verwenden. Diese hilfreichen Dinge, die Sie später brauchen werden, sind ein Knopf, ein Zwirnsfaden, ein Stück Papier mit einem schwarzen Kreis darauf, eine Taschenlampe und ein Handspiegel.

Um Ihre Neugier ein wenig zu stillen: den Knopf an dem Zwirnsfaden werden Sie als Pendel benützen, um Ihr Unterbewußtsein zu erkunden. Der schwarze Kreis wird Ihnen, an der Wand befestigt, bei der Konzentration helfen, die Taschenlampe wird zur Entspannung gebraucht, und der Handspiegel wird Ihnen helfen, sich Anweisungen zu erteilen. Mehr über die genauere Anwendung dieser Gegenstände erfahren Sie später.

Die wachsende Beliebtheit hypnotischer Methoden

Autogenic ist eine Hypnosentechnik. Das bedeutet, daß es mit psycho-physiologischer Entspannung verbunden ist: Entspannung von Geist und Körper. Das Wort „autogen" bedeutet „selbstgeschaffen". Autogenic ist also ein selbstgeschaffener Zustand der Entspannung, der auf hypnotische Weise zur Selbstverbesserung benützt wird.

Psycho-physiologische Entspannung ist das genaue Gegenteil von Streß. Wenn Sie sich durch Anhören der Instruktionen entspannen, versetzen Sie sich in einen Zustand, der dem Streßzustand diametral entgegengesetzt ist.

Streß beeinträchtigt die Leistungsfähigkeit, schafft persönliche Probleme und schadet der Gesundheit.

Wenn Sie sich in Entspannung versetzen, stärken Sie automatisch Ihre natürliche Leistungskraft, erlangen Harmonie und verbessern Ihre Gesundheit.

Wissenschaftler haben festgestellt, daß sich die Zahl der weißen Blutkörperchen verringert, wenn ein Mensch unter Streß steht. Das bedeutet, daß Streß die natürliche Widerstandskraft gegen Krankheit herabsetzt. Bekannt ist auch, daß geistiger Streß sich auf lebenswichtige Organe übertragen kann. Unter Streß stehende Organe können schließlich aufhören, auf gewisse Weise zu funktionieren.

Methoden zur Beherrschung von Streß erfreuen sich zunehmender Beliebtheit. Streß ist mörderisch. Streßbeherrschung ermöglicht es Ihnen, mit Streß fertigzuwerden und den Preis dafür nicht bezahlen zu müssen. Der Preis kann nicht nur in einer Verkürzung Ihres Lebens um Jahre bestehen, sondern auch in einer Verminderung Ihrer Arbeitsfähigkeit, Ihres Einkommens und damit Ihrer Lebensqualität.

Zur Streßbeherrschung sind Entspannungsmethoden sowie Techniken zur geistigen Programmierung erforderlich. Ja, Autogenic ist Streßbeherrschung. Es ist noch viel mehr, doch seine Anwendung zur Bewältigung streßerfüllter Lebenssituationen hat in dieser streßerfüllten Welt viel zu seiner Verbreitung beigetragen.

Die Hypnosetechniken, die ich im New Yorker Institut für Hypnotherapie anwende, haben in den letzten Jahren bei Medizinern steigendes Interesse gefunden. Von immer mehr Ärzten aller Fachrichtungen werden Patienten zu mir geschickt.

„Meinen herzlichen Glückwunsch zu Ihrer überaus wichtigen und hervorragenden Methode, höchst schwierige Probleme auf leichte, einfühlsame, sichere und gesunde Weise zu lösen."

Es geschieht nicht oft, daß ein medizinischer Außenseiter, wenn ich mich so nennen darf, solches Lob findet. Es stammt von Dr. med. Morris Wilkin, einer Autorität auf seinem Gebiet.

Eine andere Autorität, der bekannte Psychiater, Autor und Dozent Dr. med. Frank S. Caprio äußerte über unsere Arbeit: „Petries Konditionierungstechnik hat sich bereits bei Tausenden als wirksam erwiesen. Jedem, der ein Problem hat, könnte durch diese ausgezeichnete Methode ungeheuer geholfen werden.“

Ich zitiere dies mit aller Bescheidenheit, nicht zu meinem Ruhm, sondern zum Ruhm der Hypnose. Schließlich hat sie schon ein ziemliches Alter erreicht, doch zumindest gibt es keine Angst mehr vor ihr; der Nimbus des Mystischen hat sich aufgelöst, und ihre Erfolge finden allgemein Anerkennung.

An vielen medizinischen Fakultäten in den Vereinigten Staaten gibt es Seminare über Theorie und Technik der Hypnose, und zwei Gesellschaften widmen sich in unserem Land der klinischen und experimentellen Hypnose: die International Society of Clinical and Experimental Hypnosis und die American Society of Clinical Hypnosis. Beide sind von der American Medical Association anerkannt, und die von den Mitgliedern ihrer Ausbildungs- und Forschungsabteilungen abgehaltenen Lehrkurse genießen in Fachkreisen den besten Ruf.

In den letzten Jahren sind etwa eintausend wissenschaftliche Arbeiten über Hypnose veröffentlicht worden. Das Interesse der Massenmedien dafür ist ständig gewachsen. Über meine eigene Arbeit auf dem Gebiet der Hypnotherapie haben die Fernsehstationen CBS, NBC und ABC berichtet, außerdem Sender in Boston, New York, Washington, Los Angeles, Phoenix, Las Vegas und London. Kommentatoren wie David Susskin, Merv Griffin und Martha Graham haben mich oder Mitarbeiter von mir interviewt. Und angesehene Zeitungen und Zeitschriften – New York Times, Chikago Tribune, Los Angeles Time, Cosmopolitan, Redbook, Jet und Woman's Today – haben über unsere Arbeit geschrieben – über ein Thema, das vor einigen Jahrzehnten noch journalistisch tabu war.

Autogenic und andere Hypnosemethoden sind heute als Teil des holistischen Weges zu besserer Gesundheit und besserem Leben anerkannt.

Im nächsten Kapitel werden Sie beginnen, Autogenic praktisch anzuwenden. Natürlich haben Sie jetzt noch keine Ahnung, was Sie erwartet, es ist für Sie etwas Unbekanntes. Unbekanntes wird meist als bedrohlich oder angsterregend empfunden. Dieses Gefühl möchte ich Ihnen gleich nehmen.

An Autogenic ist nichts Neues oder Ihnen Fremdes. Es fügt nur in einer sinnvollen Abfolge und mit einem besonderen Zweck Dinge zusammen, die Sie bereits ohne diese Abfolge und ohne diesen Zweck getan haben. Hier einige von den Dingen, die Sie bereits getan haben und die, richtig zusammengefügt, zu Autogenic werden.

Können Sie sich vorstellen, wie Sie das letzte Mal dasaßen und sich einen schönen Sonnenuntergang anschauten? Oder den aufgehenden Mond? Oder wie Sie dem Prasseln von Regentropfen zuhörten? Wissen Sie noch, was Sie da gefühlt haben? Solche natürlichen Geschehnisse rufen eine Stimmung hervor. Ebenso menschliche Geschehnisse. Zweifellos haben Sie Liebe, Wut, Hoffnung, Verzweiflung empfunden. Autogenic beginnen Sie, indem Sie sich in eine Stimmung versetzen. Meistens ist es eine Stimmung heiterer Gelassenheit und froher Erwartung etwas Besseren.

Schauen Sie Ihre Hand an, wie sie dieses Buch hält. Registrieren Sie die Haltung der Finger. Machen Sie sich das Gefühl in Ihrer Hand bewußt, ihre Wärme, ihre Schwere, den Kontakt der Finger mit dem Buch. In Autogenic nützen Sie diese Art von Bewußtheit, um innere Ruhe hervorzurufen.

Dann machen Sie es sich in dem Sessel, oder wo Sie sonst sitzen, bequem. Atmen Sie tief ein und entspannen Sie Ihren Körper beim Ausatmen. Vergessen Sie alle Sorgen und Ängste. Sagen Sie sich, daß alles gut ist. Empfinden Sie Frieden. Sie werden in Autogenic lernen, dies noch wirkungsvoller zu tun.

Jetzt bitte ich Sie, zu lesen aufzuhören und in einen Tagtraum zu versinken. Stellen Sie sich innerlich etwas Angenehmes vor. Z. B., daß Sie eine Reise antreten oder einen Einkaufsbummel machen, um ein neues Kleid oder einen Anzug zu erwerben. Schließen Sie die Augen und tun Sie's jetzt...

Nach einer Weile, wenn Sie sich das vorgestellt haben... sehen Sie sich selbst in Ihren neuen Kleidern oder zusammen mit einem Menschen, den Sie lieben... oder malen Sie sich aus, wie Sie sich einen Herzenswunsch erfüllen. Schließen Sie die Augen und tun Sie's jetzt...

Sie haben eben das meiste von dem erlebt, was Sie in Autogenic tun werden. Muß man davor Angst haben? Im Gegenteil, Sie sollten sich darauf freuen, denn es sind vertraute Dinge, und das Ganze ist ebenso einfach wie angenehm.

Rita, eine geschiedene Frau, besuchte eine Schule für Innenarchitektur. Sie mochte diese Arbeit und war sicher, später einmal davon leben zu können. Doch sie fühlte sich in der Schule gar nicht gut. Bei jeder Aufgabe verspannte sie sich, und in jeder Unterrichtsstunde befiel sie die Angst, das Vorgetragene nicht zu begreifen. Rita war der Meinung, wegen ihrer gescheiterten Ehe ein Versager zu sein. Außerdem hatte sie das Gefühl, es würde ihr, da sie schon so lange nicht mehr in eine Schule gegangen war, schwerfallen, wieder eine Schülerin zu sein. Kurz, Rita hatte sich bereits auf einen Mißerfolg vorprogrammiert.

Sie war jedoch klug genug, um zu erkennen, was sie mit sich selbst machte. Deshalb bat sie mich um Hilfe.

In nur zwei oder drei Stunden lernte Rita, sich innerlich zu beruhigen, zu entspannen und sich auf Veränderung einzustellen. In ihrem Fall bestand die Veränderung darin, sich beim Unterricht besser zu entspannen und mehr auf ihre Fähigkeiten zu vertrauen. In der Entspannung sagte sie sich: „Alles, worauf ich mich konzentriere, kann ich mir ins Gedächtnis zurückrufen."

Als die Spannung beseitigt war, zeigten sich sofort positive Ergebnisse. Sie hatte genug Zeit, ihre Aufgaben zu erfüllen. Sie nahm mit mehr Zuversicht am Unterricht teil und schnitt viel besser bei den Prüfungen ab. Mit Erfolg beendete sie die Schule und wurde Innenarchitektin.

Was Sie durch Autogenic gewinnen können

Vor kurzem machten Wissenschaftler Zeitlupenaufnahmen von einem Krebs, der von hinten angegriffen wurde. Der Krebs zog bei dem Angriff sofort sein Hinterteil zusammen und streckte es wieder, wobei er sich herumrollte. Das Ergebnis war ein Purzelbaum, der es dem Krebs erlaubte, in entgegengesetzter Richtung davonzuschwimmen. Das ganze komplizierte Manöver vollbrachte er in weniger als einer halben Sekunde. Es war möglich, weil eine einzige Zelle im Nervensystem des Krebses stimuliert wurde.

Wir sind milliardenfach weiter entwickelt und komplizierter als ein Krebs. Doch auch wir werden ständig angegriffen. Solche Angriffe nenen wir „Streß"; sie bestehen aus gesundheitlichen Problemen, Geldproblemen, Sex- und Eheproblemen, Familienproblemen und Leistungsproblemen.

Unsere Gehirnneuronen reagieren auf diesen Streß, doch auf andere Weise als beim Krebs. Wir können uns nicht einfach abwenden und vor der Gefahr wegrennen. Wir sind in der Situation gefangen. Deshalb verursachen die Gehirnneuronen bei uns Gereiztheit und Nervosität. Vielleicht schlafen wir schlecht, bekommen Kopfschmerzen oder beginnen zu trinken. Vielleicht befallen uns Empfindungen der Wertlosigkeit oder Feindseligkeit. Vielleicht mißtrauen wir anderen oder hassen uns selbst wegen unserer persönlichen Fehler und Schwächen.

Wir fühlen uns verwirrt und machen uns Sorgen. Unsere Leistungen in der Schule oder im Beruf fallen ab. Wir versäumen Termine und Verabredungen. Wir werden vergeßlich. Wir sind unentschlossen oder ziehen uns zurück. Unsere Perspektive geht verloren. Probleme wachsen uns über den Kopf und werden unüberwindlich.

Dann stellen sich unvermeidlich körperliche Symptome ein: Magengeschwüre, Migräne, Darmkatarrh, hoher Blutdruck. Wir entwickeln eine Neigung zu Unfällen, zu Diabetes, zu Herzkrankheiten, zu ziemlich allen schweren Krankheiten, die den Menschen plagen können; wir beginnen zu viel zu essen, zu trinken und verfallen in andere derartige Exzesse, welche die Ursache darzustellen scheinen. Doch die wirkliche Ursache ist Streß.

Auf die gleiche Weise, auf die Streß diese tragische Kettenreaktion auslöst, bringt Autogenic sie zum Stillstand.

In Autogenic sind Sie imstande, Ihren Gehirnneuronen etwas anderes als Streß zu geben, worauf sie reagieren können. Sie können Ihren Gehirnneuronen eine Botschaft geben, die nicht Angriff bedeutet, sondern Überleben.

Ich werde Ihnen innerhalb weniger Minuten beibringen, wie Sie Ihren Gehirnneuronen einen Anreiz zu jeder Veränderung geben können, die Sie in Ihrem Leben für nötig erachten, um Glück und Erfolg zu erlangen.

Das Ganze wird für Sie ein angenehmes Gefühl sein, denn Ihre Gehirnneuronen sind auf Überleben eingestellt; ja, jede Zelle Ihres Körpers wird positiv darauf reagieren, denn die Veränderung Ihrer ganzen Lebensatmosphäre wirkt sich natürlich auch auf diese günstig aus.

Wenn Sie Autogenic für ein Problem anwenden, verschwinden auch andere scheinbar nicht damit zusammenhängende Probleme, denn eine Störung hat bei Ihnen weitere bedingt.

Als Arthur, 28, mit diesen Methoden seine Angst vor dem Fliegen überwand, verschwanden auch seine Hautunreinheiten.

Als Jeanne, 41, mit diesen Methoden ihr Gewicht verringerte, normalisierte sich ihr hoher Blutdruck.

Als Max, 34, seine Ausdauer beim Jogging verbesserte, besserten sich die Beziehungen zu seinen Bürokollegen.

Früher in diesem Kapitel habe ich verschiedene Gebiete aufgezählt, auf denen Autogenic angewandt werden kann, um unerwünschte Zustände und Bedingungen zu verändern. Diese Liste ist nur ein winziges Beispiel. In Wirklichkeit ist die Liste endlos.

Sie können Ihre Gesundheit verbessern.

Sie können mehr Geld haben.

Sie können von mehr Menschen geliebt und geachtet werden.

Sie können mehr vom Leben haben.

Autogenic ist eine erprobte Methode. Nun liegt es an Ihnen, den nächsten Schritt zu tun.

2. Kapitel

Wie Autogenic bei gesundheitlichen Störungen hilft

In diesem Kapitel beginnen wir mit der praktischen Anwendung von Autogenic.

Es ist ein Beginn in dem Sinn, daß wir kriechen müssen, bevor wir gehen können; und gehen, bevor wir laufen können.

Autogenic in seiner einfachsten Form wird uns bereits die ersten Schritte leicht machen.

Wir werden es zuerst gegen unangenehme gesundheitliche Störungen einsetzen. Es wird sich zeigen, daß schon die Anwendung der drei Formeln in einer ganz einfachen, anfängerhaften Weise dramatische Veränderungen bewirken kann. Wir werden sehen, wie wir uns von Kopfschmerzen, anderen chronischen Schmerzen, Schlaflosigkeit, Verstopfung und ähnlichen lästigen körperlichen Störungen befreien können.

Susan, eine neunzehn Jahre alte, hübsche Collegestudentin, litt an schrecklichen Migräneanfällen, die sie häufig zwangen, mit Übelkeit und furchtbaren Schmerzen zwei oder Tage im Bett zu liegen. Ihr Leiden war von mehreren Ärzten als Migräne diagnostiziert worden. Es bestand seit ihrer High-School-Zeit, und die Anfälle traten meist nach einer längeren Zeit der Anspannung auf. Sie begannen mit leichten Kopfschmerzen, die allmählich schlimmer wurden. Manchmal wirkten die Medikamente, die ihr verschrieben wurden, meistens jedoch nicht. Ihr Ziel war die Milderung ihrer Migräne.

Bei Biofeedback-Untersuchungen hat man festgestellt, daß Konzentration auf ein Wärmegefühl in der Hand auf irgendeine Weise eine nervliche Reaktion auslöst, die Migräne zu lindern scheint. Susan wurde gefragt, ob ihr Intelligenzfilter einen Weg finden könne, um diese Wärme in der Hand zu erzeugen und auf diese Weise die Migräne zu lindern.

Susan sprach gut an. Es wurde ein Programm für sie aufgestellt, bei dem ihr Geist zuerst auf eine Verminderung von Streß und dann auf ein Wärmegefühl in der Hand reagieren würde. Die Änderungsformel funktionierte. Häufigkeit und Schwere ihrer Migräne-Kopfschmerzen ließen beträchtlich nach. Bald waren sie für Susan kein quälendes Problem mehr. Als wir das letzte Mal von ihr hörten, war sie ein viel glücklicherer Mensch.

Wer schon einmal Migräne gehabt hat, kann ermessen, was für ein Segen Autogenic für Susan war. Wenn man den geringen Zeitaufwand, die Nichtverwendung von Medikamenten mit möglichen Nebenwirkungen und die rasche Wirksamkeit bedenkt, dann kann man wohl nur sagen: Autogenic gehört in jede Hausapotheke.

Das Autogene Training, wie es ursprünglich von Dr. Schultz praktiziert wurde, erforderte täglich mehrere Übungszeiten, die sich bis zu 30-Minuten-Sitzungen steigerten, und selbst damit war man über das Anfangsstadium noch nicht hinaus.

Es gab sechs AT-Grundübungen, die der Patient der Reihe nach machen mußte. Die erste erforderte Konzentration auf Arme und Beine, verbunden mit dem Satz „Meine Arme und Beine sind schwer". Als nächstes kam „Meine Arme und Beine sind warm". Die dritte Übung mit dem Satz „Mein Herz schlägt ruhig und regelmäßig" diente der Herzregulierung. Die vierte war „Ich atme ruhig und regelmäßig". Die fünfte „Mein Sonnengeflecht ist warm". Und die sechste und letzte „Meine Stirn ist kühl".

Vielleicht hatte das Leben zu Schultz' Zeiten ein gemächlicheres Tempo. Doch heute ist Zeit Geld. Wir bemühen uns, Zeit zu sparen, wo es nur geht. Durch Anwendung erprobter Hypnoseverfahren ist es uns gelungen, die langwierigen ursprünglichen AT-Übungen zu verkürzen und die schnellere und häufig noch wirkungsvollere Petrie-Methode zu entwickeln, die wir Autogenic nennen.

Die drei Grundformeln haben wir beibehalten: die Stimmungsformel, die Entspannungsformel und die Änderungsformel. Durch

Anwendung der Technik des Fingerhebens, die ich gleich erklären werde, und durch Inanspruchnahme der Hilfe des geistigen Intelligenzfilters ersparen wir uns ungeheuer viel Zeit zwischen dem Moment, da Sie bereit sind, zu beginnen, und dem Moment, da Sie mit dem Ausruf „He!“ oder „Ah!“ Ihre freudige Erleichterung zum Ausdruck bringen.

Die Anwendung der Stimmungsformel

Autogenic ist nur in einer bestimmten Stimmung möglich.

Es hätte keinen Sinn, damit anzufangen, wenn Sie wütend, aufgeregt oder verwirrt sind. Dann können Sie nicht die Entspannung erlangen, die erforderlich ist, um Veränderungen in Ihrem körperlichen oder mentalen Verhalten zu bewirken.

Tief entspannen können Sie sich nur, wenn Sie in einer Stimmung sind, die der Entspannung förderlich ist.

„Moment mal“, werden Sie sagen, „ich bin nun mal in dieser oder jener Stimmung. Ich kann mich nicht einfach in eine andere Stimmung versetzen.“

Da muß ich Ihnen etwas sagen, was Ihnen vermutlich neu ist. Sie selbst schaffen Ihre Stimmungen. Gewiß, Umstände oder Ereignisse, die auf Sie wirken, beeinflussen Ihre Stimmung, doch nur insoweit, als sie Sie in Ihrer Entscheidung beeinflussen, in was für eine Stimmung Sie sich versetzen wollen.

Sie gehen zum Beispiel zu einem Picknick. In der Hand den Picknickkorb mit guten Sachen, machen Sie sich auf den Weg. Da beginnt es zu regnen. Als Sie sehen, wie sich der Himmel verdunkelt und es zu schütten anfängt, entscheiden Sie sich für eine Stimmung – wahrscheinlich für Enttäuschung oder Verzweiflung. Im gleichen Moment freut sich ein anderer Mensch, weil es zu regnen beginnt. Es ist ein Bauer, und der Regen bedeutet für ihn Geld. Deshalb ist er in einer anderen Stimmung als Sie.

Sicher ist es nicht leicht, eine Stimmung einfach ein- oder abzuschalten. Wenn Sie sehen, daß es regnet, können Sie nicht Ihre Enttäuschung über das verpatzte Picknick in die Freude des Bauern über die bevorstehende gute Ernte verwandeln.

Es gibt jedoch geistige Verfahren, mit denen Stimmungen kontrolliert werden können. Wir werden diese Verfahren jetzt anwenden, um eine Stimmung herbeizuführen, welche die Entspannung von Körper und Geist begünstigt.

Um Ihnen den Gegensatz klar zu machen, werde ich Sie zuerst bitten, diese Verfahren anzuwenden, um eine nicht-entspannte Stimmung herbeizuführen. Gleich werde ich Sie bitten, das Buch wegzulegen und sich vorzustellen, Sie seien an einem bestimmten Ort. Während Sie sich in Ihrer Vorstellung dort befinden, machen Sie sich bewußt, welches Gefühl Sie dabei erfüllt – achten Sie auf Ihr Gefühl.

Dieser Ort ist eine Kreuzung der Hauptverkehrsstraße Ihrer Stadt. Es herrscht starker Verkehr. Sie beschließen, bei Rot über die Kreuzung zu gehen. Legen Sie das Buch weg, schließen Sie die Augen und tun Sie's...

Wie haben Sie sich gefühlt? Bestimmt nicht entspannt. Wahrscheinlich ist Ihr Puls schneller geworden. Sie hatten ein Gefühl von Gefahr, Aufregung und Unruhe. Vermutlich haben Sie nach ein paar Sekunden die Augen geöffnet, um dieser unangenehmen Vorstellung ein Ende zu bereiten.

Stellen Sie sich jetzt einen anderen Ort vor. Machen Sie sich wieder bewußt, was für ein Gefühl Sie dabei empfinden. Diesmal ist es eine ruhige, friedliche Landschaft, vielleicht ein Platz an einem Fluß, See oder Strand. Suchen Sie sich einen stillen Fleck, an den Sie sich erinnern. Versetzen Sie sich dorthin, voll freudiger Erwartung. Legen Sie das Buch weg, schließen Sie die Augen, tun Sie's...

Wie haben Sie sich jetzt gefühlt? Bestimmt anders als an der Straßenkreuzung. Zweifellos hat Sie ein Gefühl der Ruhe erfüllt, und das Ganze war angenehmer. Vielleicht haben Sie die Vorstellung nur ungern aufgegeben und die Augen länger geschlossen gehalten als vorher.

Auf diese Weise können Sie sich für Autogenic in eine entspannte Stimmung versetzen. Die Herbeiführung dieses wohltuenden Zustands ist der erste Schritt bei jeder Anwendung von Autogenic, mit der Sie eine Veränderung Ihrer gesundheitlichen oder persönlichen Verfassung bewirken und diese Änderung verstärken wollen.

Die Anwendung der Entspannungsformel

Ein Vogel sitzt auf einer Telefonleitung oder einem Ast. Eine Katze rollt sich in einem Sessel zusammen. Ein Hund liegt im Gras, den Kopf zwischen den Pfoten. Für Tiere ist Entspannung eine ganz natürliche Sache. Wir Menschen scheinen in dieser turbulenten Welt die Kunst der Entspannung – nichts mit unserem Körper und nichts mit unserem Geist zu tun – verlernt zu haben.

Wir sind ständig aktiv. Wir müssen immer etwas tun. Oder immer denken, denken, denken.

Entspannung ist Wiederbelebung. Während wir schlafen, erholt sich unser Körper von all dem Streß dieser Welt. Wir können diese Erholung noch verstärken, indem wir uns ein paar Minuten am Tag in wachem Zustand wie die Tiere entspannen.

Da wir jedoch verlernt haben, nichts zu tun, müssen wir uns die Fähigkeit, körperlich und geistig passiv zu sein, neu aneignen. Manche Menschen können nicht einen Moment stillsitzen. Die meisten können nicht eine Minute lang ihren Geist abschalten. Durch Erlernen einer einfachen Entspannungsmethode werden Sie feststellen, daß Ihr allgemeines Wohlbefinden sich stark bessern wird, wenn Sie nur ein paar Minuten am Tag diese heitere Gelassenheit genießen.

Sie werden sich jünger und kräftiger fühlen und Ihr Leben besser in der Hand haben.

Doch Entspannung kann noch viel mehr bewirken. Wenn Sie sich im Entspannungszustand Anweisungen erteilen und Sie sich selbst betreffende Bilder vorstellen, können diese in die tiefen Gehirnzentren gelangen und dort aufgenommen und gespeichert werden. Man nennt das Programmierung. Sie können sich in der Entspannung buchstäblich selbst darauf programmieren, gesünder zu sein, anders zu handeln und sich geschickter zu verhalten.

Entspannung ist deshalb ein Zustand von großem Wert, und es lohnt sich, diese Fähigkeit zu erwerben. Die ein paar Minuten dauernden Übungen, die Sie dazu machen müssen, zahlen sich wirklich aus. Nach kurzer Zeit werden Ihnen diese Übungen in Fleisch und Blut übergehen, und Sie können sich hinsetzen und sie fast automatisch machen.

Anfangs müssen Sie diese Anweisungen jedoch zwei- oder dreimal durchlesen, dann das Buch weglegen, die Augen schließen und sie so gut wie möglich im Geist durchgehen. Später wird sie Ihnen jemand vorlesen oder Sie werden sie auf eine Tonkassette sprechen und sie sich mit Ihrer eigenen Stimme erteilen.

Was für Anweisungen sind das? Hier ein Beispiel. Lesen Sie das folgende erst einmal nur interessehalber durch und bemühen Sie sich nicht, es im Gedächtnis zu behalten:

> Mache es dir bequem und schließe die Augen. Laß dich ganz schlaff werden. Lockere alle Muskeln deines Körpers. Beobachte deinen Atem. Achte darauf, wie du aus- und einatmest. Wenn du einatmest, spüre, wie die Luft deine Lungen füllt und wie deine Brust sich hebt. Spüre die entgegengesetzte Bewegung, wenn du ausatmest. Atme jetzt etwas tiefer. Spüre den Unterschied. Atme auf ganz normale Weise langsam und regelmäßig.
>
> Spüre jedesmal beim Ausatmen, wie du immer tiefer in eine entspannte Ruhe sinkst. Sinke immer tiefer, während du regelmäßig auf diese Weise weiteratmest. Jedesmal, wenn du ausatmest und die Luft deine Lungen verläßt, verbinde dies mit dem Gefühl, angenehm tiefer und tiefer zu sinken.
>
> Während du dies tust, mache dir die Spannungen in deinen Muskeln bewußt. Atme ein, und wenn du ausatmest, löse diese Spannungen. Richte deine Aufmerksamkeit auf einen bestimmten Körperteil. Beginne an der Stelle zwischen Zehen und Knöcheln. Atme ein, und wenn du die Luft sanft herausfließen läßt, lockere die Muskeln und Spannungen in deinen Zehen, Knöcheln und Füßen. Noch einmal. Laß all den Streß, all die Anspannung zwischen deinen Zehen und Knöcheln los.

Richte jetzt deine Aufmerksamkeit auf ein größeres Gebiet zwischen deinen Zehen und deinen Schenkeln. Stell dir das Gebiet zwischen deinen Zehen und Schenkeln vor und wenn du jetzt einatmest, bereite dich darauf vor und entspanne, wenn du ausatmest, alle Muskeln, alle Fasern, alle Nerven von den Zehen aufwärts bis zu deinen Schenkeln.

Atme jetzt ein. Atme aus. Laß die Entspannung zu. Atme wieder ein. Atme aus und laß die Entspannung zu. Stell dir jetzt das Gebiet von deinen Zehen aufwärts bis zu deiner Brust vor, vorne und hinten. Atme wieder ein und aus. Spüre die Entspannung von den Zehen bis zur Brust, einschließlich aller Rückenmuskeln. Atme ein, atme aus. Entspanne dich.

Stell dir jetzt deinen ganzen Körper vor, von den Zehen zu den Schenkeln und zur Brust und zum Rücken. Deine Schultern, deinen Nacken, deinen Kopf und deine Kinnmuskeln. Stell dir deinen ganzen Körper vor. Atme jetzt ein. Atme langsam aus. Spüre, wie dein ganzer Körper tiefer sinkt, tiefer und tiefer und tiefer, angenehm schlaff und entspannt. Noch einmal. Atme ein und aus und sinke noch tiefer.

Du bist jetzt angenehm entspannt, doch du kannst noch größere und gesündere Tiefen erreichen. Stell dir eine Treppe vor, eine breite und ganz sichere Treppe. Sie hat zehn Stufen, und du stehst auf der obersten. Du wirst jetzt langsam, eine Stufe nach der andern, mit einem sicheren Gefühl, die Treppe hinuntergehen. Und mit jedem Schritt wirst du in eine noch tiefere und tiefere Entspannung hinabsteigen. Warte, bis du ausatmest. Jetzt steig langsam die erste Stufe hinunter und entspann dich, ganz ruhig, gelassen, behaglich. Wenn du wieder ausatmest, steig die zweite Stufe hinunter. Entspann dich, steig hinunter, ganz ruhig. Dein Körper und dein Geist sind ganz ruhig und entspannt. Wenn du ausatmest, steig die dritte Stufe hinunter, langsam immer tiefer und tiefer. Atme aus und steig die vierte Stufe hinunter. Atme jetzt tief ein und beim Ausatmen steig die fünfte Stufe hinunter. Und wieder ein und aus und die sechste Stufe. Und ein und aus und die siebte Stufe. Und ein und aus und die achte Stufe. Und ein und aus und die neunte Stufe. Und ein und aus und die zehnte Stufe.

Jetz laß dich einfach treiben. Treibe dahin wie in einer großen flauschigen Wolke, weich und angenehm. Einfach treiben. Nichts tun. Nur völlig entspannen, tiefer und tiefer.

In ein paar Sekunden wirst du bis 10 zählen. Wenn du bei 10 bist, wirst du die Augen öffnen und völlig wach sein. Du wirst dich ganz entspannt und geistig und körperlich ruhig und gelassen fühlen. Du wirst dich wunderbar wohl fühlen, viel besser als vorher. Wenn du dich beim Zählen der 10 näherst, wird das Gefühl der Schwere, der Schlaffheit, der Benommenheit völlig verschwinden. Bei jeder Zahl wirst du wacher und wacher, und du fühlst dich ganz ruhig und wohl. Jetzt: 1, 2, 3, 4, 5, 6, 7, 8, 9, 10. Hellwach! Hellwach!

Lesen Sie das Ganze jetzt noch einmal durch. Merken Sie sich die wichtigsten Schritte. Passen Sie auf, ob Sie jetzt beim nochmaligen Durchlesen die folgenden vier Hauptschritte erkennen.

Diese vier Hauptschritte sind:

1. Setzen Sie sich bequem hin, schließen Sie die Augen und entspannen Sie sich.
2. Achten Sie auf Ihrem Atem, entspannen Sie Ihren Körper bei jedem Ausatmen mehr und mehr, beginnend bei den Zehen.
3. Stellen Sie sich eine Treppe mit zehn Stufen vor und steigen Sie diese langsam, eine nach der andern, hinunter, indem Sie bei jedem Schritt abwärts ausatmen und sich noch mehr entspannen.
4. Zählen Sie von eins bis zehn und nehmen Sie sich vorher vor, daß Sie, wenn Sie bei zehn ankommen, hellwach sein und sich herrlich wohl fühlen werden.

Wenn Sie sich diese vier Hauptschritte anschauen, können Sie sehen, daß die obige lange Passage wirklich nicht schwer zu merken ist. Die Worte sind weniger wichtig als das Tun.

Um diese Entspannung zu erreichen, brauchen Sie die vier Schritte nur noch einmal durchzulesen, das Buch wegzulegen und es zu tun. Ich werde warten. Tun Sie's jetzt...

Sie haben eben die zweite Formel angewandt, und Sie haben das

Ganze sicher als erfreulich und angenehm empfunden. Wahrscheinlich fühlen Sie sich ausgeruht und gekräftigt. Vielleicht haben Sie sogar ein Gefühl, als könnten Sie Bäume ausreißen. Kein Wunder, denn jeder Zelle Ihres Körpers hat diese Befreiung von Streß gutgetan. An dem Gefühl der Entspannung ist nichts Merkwürdiges oder Unvertrautes. Es ist ein natürlicher Zustand. Eigentlich braucht man es gar nicht zu „erlernen". Wenn Sie die äußere Welt abschalten und abends in Ihr Bett steigen, stellen Sie diesen entspannten Zustand her. Der Unterschied ist, daß Sie nicht wachbleiben und ihn nützen, um Verbesserungen zu bewirken. Wenn Sie einschlafen, haben Sie keine Kontrolle darüber.

Bleiben Sie jedoch in diesem entspannten Zustand wach, so behalten Sie ihn unter Kontrolle, und das ermöglicht es Ihnen, Ihrem Geist Instruktionen zur Selbsthilfe in jeder gewünschten Weise zu erteilen.

Bevor wir uns mit der vierten Autogenic-Formel – der Änderungsformel – beschäftigen, möchte ich Ihnen noch einen Rat hinsichtlich der Entspannung geben.

Viele, die zum ersten Mal eine Entspannungsübung machen, fragen sich, ob sie sich wirklich tief genug entspannen. Am einfachsten ist dies zu erreichen, wenn Sie aufhören, sich deshalb Sorgen zu machen: Seien Sie wegen der Entspannung entspannt.

Wenn Sie bemüht sind, sich zu entspannen, oder besorgt, wie gut Sie entspannt sind, dann kommen Sie sich selbst in die Quere und hindern sich daran, richtige Entspannung zu erreichen.

Akzeptieren Sie den Grad Ihrer Entspannung, so wie er ist. Wenn Sie sich nur oberflächlich entspannen, so wird sich das mit jedem Mal bessern, weil Ihnen das Ganze immer vertrauter wird. Das einzige, was Sie behindern kann, ist, daß Sie sich Sorgen darum machen.

Seien Sie entspannt wegen der Entspannung.

Die Anwendung der Änderungsformel

Heute nacht werden sich zehn Millionen Amerikaner in ihren Betten herumwälzen und sich verzweifelt fragen, ob es Ihnen gelingen wird, vor Morgengrauen einzuschlafen. Sie sind Opfer der Schlaflosigkeit.

25 Millionen Amerikaner leiden ständig darunter und Millionen gelegentlich.

Etwa eine viertel Milliarde Dollar werden jährlich für den Versuch ausgegeben, dieses Problem mit verschreibungspflichtigen Schlafmitteln zu lösen. Doch diese Mittel können sowohl die Tage wie die Nächte der an Schlaflosigkeit leidenden Menschen zerstören.

In einem 1976 erschienenen Bericht weisen die Ärzte der Klinik für Schlafstörungen an der Stanford-Universität darauf hin, daß 40 Prozent der über Schlaflosigkeit klagenden Patienten deshalb nicht schlafen können, weil sie eben von den Mitteln, die sie gegen ihr Leiden einnehmen, abhängig geworden sind. Wenn diese Mittel allmählich abgesetzt werden, schlafen sie im Durchschnitt 20 Prozent mehr, und viele geben an, dann gar keine Schlafstörungen mehr zu haben.

Bei einem Mann, der sechs verschiedene Schlafmittel nahm – dreißig Jahre lang insgesamt 8,000 Milligramm pro Nacht – und damit keinerlei Erfolg hatte, erhöhte sich bei allmählichem Entzug die Schlaflosigkeit von 4 ½ auf 6 ½ Stunden pro Nacht.

Der Grund, warum ich über das Thema Schlaflosigkeit spreche, ob Sie nun darunter leiden oder nicht, ist der, daß Sie heute nacht viel besser schlafen werden.

Warum? Weil Sie die dritte Autogenic-Formel, die Änderungsformel, anwenden werden, um einzuschlafen.

Wenn Sie an Schlaflosigkeit leiden, wird Ihnen diese Veränderung ungeheuren Gewinn bringen. Haben Sie keine Schwierigkeiten, schnell einzuschlafen, so werden Sie trotzdem sehen, wie die Formel wirkt und dabei Autogenic für die Anwendung auf anderen Gebieten lernen, wo Sie es brauchen. Noch vor Ende dieses Kapitels werde ich Ihnen sagen, wie Sie die Änderungsformel anwenden können, um sich von anderen lästigen gesundheitlichen Problemen zu befreien, zum Beispiel zur Erleichterung von Erkältungssymptomen, Kopfschmerzen, Verstopfung, Übelkeit, Schmerzen und Allergien.

Mary, eine unverheiratete Frau, nahm hohe Dosen von Schlafmitteln, die nachts bei ihr wirkten. Doch sie wirkten auch bei Tag. Sie fühlte sich bis zum Nachmittag benommen und hatte Schwierigkeiten, ihre beruflichen Aufgaben zu erfüllen. Mary wandte die Änderungsformel an – mit dem Erfolg, daß sie einschlafen und die Zahl der Tabletten, die sie nahm, reduzieren konnte. Bald nahm sie keine mehr, schlief besser und war den ganzen Tag frisch und munter.

Die Änderungsformel wird kurz vor Beendigung der Entspannung in die Übung eingeführt. Es ist ganz einfach. Sie sagen sich, was Sie ändern wollen. Wenn Sie die Änderungsformel heute abend anwenden, um einzuschlafen, brechen Sie die Entspannung natürlich nicht ab, sondern Sie werden in dem entspannten Zustand einschlafen.

Wenn Sie sich in der Entspannung sagen, was Sie ändern wollen, wenn Sie merken, wie Sie sich ändern und sich so fühlen, wie Sie sich fühlen möchten, dann programmieren Sie sich darauf, sich tatsächlich auf diese Weise zu verhalten.

Sie werden das besser verstehen, wenn Sie die Formel heute abend anwenden, um einzuschlafen.

Wenn Sie morgen früh weiterlesen, werden Sie erfahren, wie die Stimmungsformel, die Entspannungsformel und die Änderungsformel anzuwenden sind, um andere Verbesserungen zu erreichen. Außerdem werden Sie lernen, wie diese Formeln noch wirkungsvoller eingesetzt werden können – durch Techniken, die nicht nur von Dr. Schultz' Autogenem Training abgeleitet sind, sondern bei meiner jahrelangen Arbeit mit Zehntausenden von Menschen, die alle nur erdenklichen Probleme hatten, entwickelt wurden.

Die Änderungsformel zum Einschlafen wird eingesetzt, wenn Sie durch Anwendung der Entspannungsformel einen tiefen Zustand der Entspannung erreicht haben. Sie zählen dann, beginnend bei 500, rückwärts. Zwischen den Zahlen sagen Sie sich, daß Sie immer müder und müder, schläfriger und schläfriger werden.

Es ist nicht wichtig, welche Worte Sie benützen. Hier sage ich es mit meinen Worten, aber lernen Sie das Ganze nicht auswendig, sondern benützen Sie Ihre eigenen:

> 500. Bei jeder niedrigeren Zahl werde ich immer müder. 499. Schläfriger und schläfriger. 498. Nichts stört mich. 497. Ich sinke tiefer und tiefer in Schlaf. 496. Immer tiefer in Schlaf. 495. Müder und müder. 494. Tiefer und tiefer. 493. Ich treibe tiefer

und tiefer. 492. Ich werde schläfriger und schläfriger. 491. Schläfriger und schläfriger. 490. Tiefer und tiefer. 489. Schläfriger. 488. Tiefer. 487...

Dieses Rückwärtszählen ist unwiderstehlich. Es sperrt die Gedanken, die uns wachhalten, aus. Nur wenige Menschen kommen unter 400. Sie werden vielleicht nur bis 450 kommen. Selbst wenn Sie weiterzählen müssen, machen Sie sich keine Sorgen, denn... jeden Moment... werden... Sie...

Sie sollten jetzt das Buch neben Ihr Bett legen und erst weiterlesen, wenn Sie schlafengehen. Ich werde Ihnen dann noch genauere Anweisungen geben.

Es ist jetzt Schlafenszeit. Sie haben sich ausgezogen und sind bereit, heute nacht gut zu schlafen. Wenn Sie unter Ihre Decke gekrochen sind und das Licht ausgemacht haben, müssen Sie folgendes tun:

1. Versetzen Sie sich in Einschlafbereitschaft, indem Sie die Augen schließen und sich einen Ort vorstellen, wo alle Menschen schlafen. Nichts geschieht. Alle Menschen liegen im Schlaf. Sie sind müde.
2. Beobachten Sie, wie bei der Entspannungsformel, Ihren Atem und entspannen Sie bei jedem Ausatmen mehr und mehr Ihren Körper von den Zehen bis zum Kopf.
3. Gehen Sie in Ihrer Vorstellung die zehn Stufen hinunter und fühlen Sie sich bei jedem Schritt schlaffer und entspannter.
4. Zählen Sie von 500 rückwärts und stellen Sie sich vor, wie Sie bei jeder Zahl schläfriger und schläfriger werden. Ihre nächste bewußte Wahrnehmung wird sein, daß Sie morgens aufwachen. Schlafen Sie gut...

Wie Sie mit diesen drei Formeln Ihre Gesundheit verbessern können

Jede dieser drei Formeln – Stimmung, Entspannung und Änderung – ist eine Hypnosetechnik.

Können durch Hypnosetechniken die Körperfunktionen beeinflußt werden? Zur Beantwortung dieser Frage möchte ich Ihnen einige

Minuten in meiner Praxis in Great Neck, Long Island, schildern, wie ich sie immer und immer wieder erlebe.

Das Telefon klingelt. Es ist das örtliche Krankenhaus. Eine Patientin in der Chirurgie hat eine Blutung. Ob ich sofort kommen kann? Ja. In ein paar Minuten bin ich im Operationssaal. Ich frage den Chirurgen nach dem Namen der Patientin. Sie heißt Jennifer. Sie steht unter der Wirkung einer Vollnarkose. Ich sehe, wie aus einer Öffnung im ihrem Unterleib das Blut fließt.

„Jennifer", sagte ich in festem Ton. „Sie hören meine Stimme. Sie tun jetzt, was ich sage. Hören Sie zu bluten auf." Ich wiederhole es ein paarmal: „Hören Sie zu bluten auf." Vor meinen Augen kommt die Blutung allmählich zum Stillstand. Ich gehe.

Dies ist ein extremes Beispiel dafür, wie der Geist Anweisungen befolgt und Verhaltensänderungen des Körpers bewirkt.

Das nächste Beispiel stellt ein entgegengesetztes Extrem dar. Sie sitzen entspannt vor dem Fernseher, in dem eine Reklamesendung läuft. Darin wird behauptet, daß Weißbrot von der Marke X nahrhaft sei. Glückliche, gesunde Menschen werden gezeigt, die Weißbrot Marke X essen. Die Reklamesendung ist zu Ende, und eine Unterhaltungsshow beginnt. Sie vergessen das Brot Marke X. Richtig?

Falsch.

Sie waren in einer ruhigen Stimmung. Sie waren entspannt. Als die Werbesendung der Firma X Sie aufforderte, sich auf ihr Brot zu konzentrieren, war dies eine Änderungsformel. Ob Ihnen dies bewußt wurde oder nicht, die Werbesendung hat Ihr Verhalten umprogrammiert. Wenn Sie das nächste Mal im Supermarkt einkaufen, werden Sie automatisch nach dem Brot Marke X greifen.

Aus dem gleichen Grund werden wir krank. Wir nehmen die Programmierung an, krank zu werden. Manchmal geben uns andere unabsichtlich diese Programmierung, indem sie uns von ihrem Ischias, ihrer Schleimbeutelentzündung oder ihrer Arthritis erzählen. Manchmal geben wir sie uns selbst, indem wir uns Dinge sagen wie:

„Er macht mir Kopfschmerzen."

„Sie macht mich krank."

„Oh, mein Rücken tut weh."

„Ich halt's nicht aus."

„Ich ärgere mich über ihn."

Unsere tägliche Konversation ist voller programmierender Behauptungen. Wenn sie oft genug wiederholt werden, braucht man nicht entspannt zu sein, damit solche Änderungsformeln wirken.

Es heißt, daß wir mit etwa zweitausend Programmierungen für das einwandfreie Funktionieren unseres Körpers geboren werden. Doch dann kommt Sand ins Getriebe. Wir verunreinigen diese Programmierungen für vollkommene Gesundheit mit Angst, Spannung, Sorgen, Furcht, Feindseligkeit, Ärger, Neid und einer Menge anderer streßbesetzter Einstellungen und Reaktionen.

Wir produzieren zu viel Harnsäure und bekommen die Gicht. Wir verstopfen unser Ausscheidungssystem und vergiften uns. Wir verspannen uns und bringen unsere ursprünglich perfekte Gesundheitsprogrammierung auf vielfältige Weise aus dem Gleichgewicht. Die Folge davon sind hoher Blutdruck, Verdauungsstörungen oder Arterienverkalkung.

Unser Geist macht uns krank. Wir selbst sind dafür verantwortlich. Es ist unser Geist, es sind unsere Gedanken, es ist unser Streß. Doch ich habe eine gute Nachricht für Sie.

Unser Geist kann uns auch gesund machen.

Sie kennen jetzt das Grundverfahren, mit dem Sie in Ihrem Leben alles verändern können, was Sie wollen. Sie können diese Methoden in bezug auf Ihre Gesundheit anwenden. Sie werden funktionieren, denn der Geist lenkt den Körper.

Sie können diese Methoden hinsichtlich Ihrer Fähigkeiten, Ihrer Begabungen und Ihres Wohlbefindens anwenden, denn auch all dies untersteht Ihrem Geist.

Sie können durch diese Prinzipien sogar Ihre Beziehungen zu anderen Menschen verändern – ein Gebiet, auf dem nicht Ihr Geist allein ausschlaggebend ist. Doch Ihr Intelligenzfilter kennt den Ausweg aus solchen menschlichen Konflikten und wirkt auch hier.

Wir beginnen mit der Gesundheit, weil sie das Allerwichtigste ist. Wir können unsere Fähigkeiten nicht richtig einsetzen und keine guten menschlichen Beziehungen unterhalten, wenn unsere Gesundheit nicht in Ordnung ist.

Das erste gesundheitliche Problem, mit dem wir uns beschäftigt haben, war Schlaflosigkeit. Sie können leicht begreifen und akzeptieren, daß Schlaflosigkeit eine „geistige“ Sache ist. Das ist ein Grund, warum wir damit begonnen haben, doch es gibt noch einen anderen. Schlaflosigkeit kann die Ursache anderer körperlicher Krankheiten und Störungen sein.

Gladys, eine Frau mittleren Alters, die mit einem Arzt verheiratet war, hatte einen ganzen Haufen körperlicher Störungen. Sie hatte Schmerzen in den Beinen, Schmerzen in den Händen und Schmerzen in den Füßen. Sie hatte Unterleibsbeschwerden. Sie hatte oft Kopfschmerzen. Sie klagte über Doppelsichtigkeit und Schlaflosigkeit. Wenn sie ihrem Mann, dem Arzt, davon erzählte, wurde er gereizt, nannte sie hypochondrisch und meinte, sie wolle damit nur seine Aufmerksamkeit auf sich lenken.

Als sie zu uns kam, bat sie nur um Hilfe wegen ihrer Schlaflosigkeit. Doch da sie uns die ganze Geschichte erzählte, erkannten wir den Zusammenhang zwischen all diesen Beschwerden und ihrer Schlaflosigkeit und die Ursache für die Schlaflosigkeit: ihre gar nicht gute Ehesituation.

Gladys wandte die drei Autogenic-Formeln an, um einschlafen zu können: ruhige Stimmung, Entspannung und Rückwärtszählen. Als sie wirkten, konnte sie nicht nur besser schlafen, sondern auch die Schmerzen ließen nach und sie fühlte sich in jeder Hinsicht besser. Sie war bereit, einige weitere Änderungsformeln hinzuzufügen und die Autogenic-Methode anzuwenden, um die Grundsituation zu verändern.

> Vor Beendigung der Entspannung gab sie sich folgende Anweisungen:
> *„Ich werde immer unabhängiger und bin imstande, auf meinen eigenen Beinen zu stehen.“*
> *„Ich werde jeden Tag körperlich immer kräftiger und gesünder und emotional immer kräftiger und gesünder.“*

Nach und nach verschwanden bei Gladys alle Störungen. Ihre

ehelichen Beziehungen besserten sich, und ihre Lebensqualität stieg beträchtlich.

Die Anwendung der Formeln bei besonderen gesundheitlichen Problemen

Wenn Sie die drei Formeln zum Einschlafen angewandt haben – ganz gleich, ob Sie unter Schlaflosigkeit leiden oder nicht –, dann haben Sie sie eingeübt, ihre Wirkung erlebt und sich mit ihnen vertraut gemacht.

Nun können Sie sie bei einer Vielfalt körperlicher Beschwerden einsetzen. Wir werden diese Beschwerden in zwei Gruppen einteilen: Alltagsbeschwerden und ernste gesundheitliche Probleme.

Wir beginnen in diesem Kapitel mit den Alltagsbeschwerden, weil diese, wie Sie bereits wissen, in gewissem Maß bereits auf die Anwendung der drei Formeln in ihrer einfachsten Form ansprechen.

Im nächsten Kapitel werden Sie die Anwendung der drei Formeln in verbesserter Weise kennenlernen, so daß sie dann auch gegen ernstere gesundheitliche Probleme eingesetzt werden können.

Sie können natürlich auch warten und die im 3. Kapitel dargestellten verbesserten Techniken gegen Alltagsbeschwerden anwenden. Wenn Sie sichereren und schnelleren Erfolg bei Alltagsbeschwerden erzielen wollen, empfehle ich Ihnen sogar, die Techniken im 3. Kapitel zu erlernen. Doch jenen Lesern, die ungeduldig sind und bereits jetzt in geringerem Maß von Autogenic profitieren möchten, möchte ich nun erklären, wie sie ihre bisher erworbenen Kenntnisse schon anwenden können, und zwar bei:

Allergien	Verstopfung	Hautproblemen
Schmerzen	Schwierigkeiten mit Kontaktschalen	Rückenschmerzen
Migräne	Übelkeit	Erkältungssymptomen

Gehen wir also die Änderungsformeln für alle diese Fälle nacheinander durch.

Allergien. Allergien können Atembeschwerden, Hautprobleme und andere körperliche Störungen hervorrufen. Spezialisten haben Hunderte von Substanzen gefunden, auf die Menschen allergisch reagieren können; weit verbreitet sind solche Reaktionen auf Blütenpollen, weniger verbreitet auf Katzenhaare, Vogelfedern und synthetische Fasern.

Was auch die Ursache Ihrer Allergie sein mag, und ob die Ursache bekannt ist oder nicht: die Symptome werden wesentlich weniger stark sein, wenn Sie Autogenic anwenden. Die Änderungsformel richtet sich gegen die Wirkung, nicht gegen die Ursache. Wenn Sie die Ursache kennen, können Sie die Ergebnisse mit einer Änderungsformel verbessern, welche die Ursache beinhaltet, doch ist dies nicht unbedingt notwendig.

Hier also die Änderungsformel für Allergien. Sie richtet sich, wie Sie sehen, gegen das bei Ihnen auftretende Symptom.

> *„Meine Augen sind schmerzfrei. Meine Augenmuskeln sind entspannt und leicht beweglich. Es gibt kein Brennen und kein unnormales Tränen."*
>
> Oder:
>
> *„Meine Nase ist frei. Ich atme leicht. Meine Nase läuft nicht, sie ist nicht verengt oder verstopft."*
>
> Oder:
>
> *„Meine Haut ist völlig rein. Ihre Farbe und Struktur sind einheitlich."*

Wenn Sie die Ursache kennen, fassen Sie die Änderungsformel so ab:

> *„Hundehaare schaden mir nicht. Sie haben keine Wirkung auf meine Nase. Ich atme leicht und ohne alle Schwierigkeiten, ob ich mit Hundehaaren in Kontakt komme oder nicht."*

Fassen Sie Ihre Änderungsformel einfach und direkt ab. Versetzen Sie sich in ruhige Stimmung, entspannen Sie sich und wenden Sie die Änderungsformel an, indem Sie sie innerlich als Anweisung erteilen, und beenden Sie die Sitzung, indem Sie von 1 bis 10 zählen, um hellwach zu werden.

Verstopfung. Wenn Sie sich richtig ernähren, sollten Ihre Därme gut funktionieren. Ist dies nicht der Fall, dann liegt dies vielleicht an einer geistigen Programmierung, der entgegengewirkt werden muß. Überprüfen Sie als erstes Ihre Ernährung. Wichtig ist, daß Sie genügend Ballaststoffe zu sich nehmen, z. B. rohes Obst, rohes Gemüse, Vollkorngetreide, vor allem Kleie.

Sie brauchen die geistige Ursache nicht zu kennen, doch es hilft, wenn sie Ihnen bekannt ist. Benützen Sie gern irgendeine Redewendung, die mit dem Problem in Zusammenhang steht oder es gar ausdrückt (z. B. „Verdammte Scheiße")? Haben Sie irgendwelche Probleme damit, etwas „loszulassen" oder „von sich zu geben"? Fühlen Sie sich in finanzieller Hinsicht „nicht flüssig"? Dies sind Beispiele von Haltungen, die sich häufig auf die Darmtätigkeit auswirken.

Hier ist die Änderungsformel für Verstopfung, zuerst bei nicht bekannter Ursache, dann bei bekannter Ursache.

„Meine Därme funktionieren gut und pünktlich."

„Meine Därme funktionieren gut und pünktlich. Keinerlei Ereignisse oder Umstände wie (vermutliche Ursache einsetzen) *beeinträchtigen meinen normalen Stuhlgang."*

Hautprobleme. Die meisten Dermatologen sind heute der Ansicht, daß Hautprobleme durch Streß hervorgerufen werden. Schon die Anwendung der Entspannungsformel wird Ihnen bei Hautproblemen Besserung bringen. Noch mehr Erfolg werden Sie durch folgende Änderungsformel haben:

„Ich brauche diese Hautunreinheiten nicht. Meine Haut wird von Tag zu Tag schöner und reiner."

Oder:

„Diese Warzen fallen ab ...
Diese Mitesser bilden sich nicht ...
Diese Pickel verschwinden ...
Meine Haut wird rein und schön."

Schmerzen. Schmerz ist etwas Subjektives. Es gibt keine Geräte, mit denen er gemessen werden kann. Der Arzt kann sich nur durch Fragen ein Bild von Ihren Schmerzen machen. Wenn Sie unter chronischen Schmerzen leiden, ist es durchaus möglich, daß Sie darauf programmiert sind, sie zu haben. Sie sind zum ersten Mal aufgetreten; sie sind wiedergekommen; Sie haben sie erwartet; Sie haben sich daran gewöhnt, sie zu haben.

Es kann sein, daß der Körper die ursprüngliche Ursache der Schmerzen bereits beseitigt hat; doch Sie erwarten Sie weiterhin, und deshalb haben Sie sie. Schmerzen dieser Art reagieren schnell auf Autogenic. Wenn Ihre Schmerzen nicht auf die nachstehende Methode reagieren, dann wenden Sie die im 3. Kapitel dargestellte verbesserte Methode an.

Wir werden die subjektiven Schmerzen in etwas Objektives verwandeln. Sie werden deshalb keine Schmerzen mehr sein. Die Änderungsformel für Schmerzen funktioniert wie folgt:

Lokalisieren Sie den Schmerz (deuten Sie darauf). Geben Sie ihm eine Form (in was für eine Art von Behälter würde er am besten passen?). Geben Sie ihm eine Farbe (wenn er eine Farbe hätte – welche wäre es?). Geben Sie ihm einen passenden Geschmack. Geben Sie ihm einen passenden Geruch. Wiederholen Sie das Ganze, wenn er nicht ganz verschwunden ist; registrieren Sie Veränderungen bezüglich des Ortes, der Form, der Farbe, des Geschmacks und des Geruchs. Wiederholen Sie es, wenn nötig, ein drittes Mal.

Vergessen Sie nicht: Benützen Sie stets die Stimmungs- und Entspannungsformel, bevor Sie die Änderungsformel einsetzen. Und beenden Sie die Sitzung immer, indem Sie von 1 bis 10 zählen, „um hellwach zu werden und sich herrlich zu fühlen".

Sogar Menschen, die jahrelang an Schleimbeutelentzündung oder Schmerzen infolge eingeklemmter Nerven litten, haben durch diese einfache Methode völlige und dauerhafte Befreiung von ihren Beschwerden gefunden. Die Gewöhnung an den Schmerz wird auf diese Weise aufgehoben. Wenn Sie bei Ihren Schmerzen keinen Erfolg haben, warten Sie bis zum 3. Kapitel.

Kopfschmerzen. Kopfschmerzen kommen und gehen. Es kann sich dabei um einfache Spannungskopfschmerzen oder um eine ernstere Migräne handeln.

Wenden Sie zuerst die Objektivierungstechnik an. Sind die Kopfschmerzen dadurch nicht zu beseitigen, so setzen Sie die Stimmungs- und Entspannungsformel ein und verwenden Sie diese Änderungsformel:

> *„Ich brauche diese Kopfschmerzen nicht. Wenn ich bis zehn zähle und die Augen öffne, sind sie verschwunden."*

Sollten sie dann noch immer nicht ganz weg sein, warten Sie ein paar Minuten und wiederholen Sie die Formel.

Wenn Sie die Ursache – etwa Zeitdruck – kennen, stimmen Sie die Formel auf die Ursache ab. Zum Beispiel:

„Ich habe alle Zeit, die ich brauche. Alles geschieht zur rechten Zeit. Ich bin mit dem Tempo meines Fortschritts zufrieden."

Bei hartnäckigen Kopfschmerzen müssen Sie eventuell bis zur noch wirkungsvolleren Änderungsformel für Schmerzen im nächsten Kapitel warten.

Rückenschmerzen. Verwenden Sie die Objektivierungsformel. Sollte die Wirkung nicht ausreichen, so machen Sie die Autogenic-Übung mit dieser Änderungsformel:

„Mein Rücken ist völlig in Ordnung. Alle Knochen und Gelenke funktionieren harmonisch."

Wenn Sie ahnen, was die geistige Ursache ist, dann können Sie künftige Rückenschmerzen verhindern, indem Sie Ihre Änderungsformel auf diese Ursache richten. Zum Beispiel:

„Verantwortung ist gewichtlos. Ich werde mühelos damit fertig. Ich habe die notwendigen Fähigkeiten und bin voll Zuversicht."

Erkältungssymptome. Erkältungen „zieht man sich zu", wenn die Widerstandskraft gegen Bakterien und Viren geschwächt ist. Sie können Ihre Widerstandskraft auf vielerlei Weise schwächen – fast immer in Zusammenhang mit Streß. Außerdem sind Sie darauf programmiert, sich unter bestimmten Umständen zu erkälten – wenn Sie nasse Füße haben, wenn Sie in Zugluft geraten, wenn Sie mit jemandem, der eine Erkältung hat, im gleichen Raum sind.

Wenn man einem Hypnotisierten sagt, daß man seine Hand mit einem glühenden Schürhaken berührt und dies dann mit einem kalten Löffel tut, so bildet sich eine Brandblase.

Der Körper befolgt strikt Programmierungen. Ebenso strikt wird er Ihre Autogenic-Programmierungen befolgen. Hier die Änderungsformel für Erkältung:

„Mein Hals ist völlig gesund. Ich atme frei und leicht."

Und bei Einbeziehung möglicher Ursachen:

„Meine Widerstandskraft ist groß. Negative Suggestionen wie

Warnungen vor Erkältung, sind unwirksam. Ich bin findig und fähig. Probleme sind Herausforderungen. Ich unterwerfe mich ihnen nicht – ich bewältige sie.“

Übelkeit. Die meisten Magen-Darmstörungen sind durch Sorgen und Spannungen verursacht. Die Entdeckung, daß sich bei emotionalen Störungen der Magen entzündet, war ein Durchbruch zu unserem heutigen Wissen über die Beziehungen zwischen Geist und Körper. Hier die grundlegende und die auf die Ursache bezogene Änderungsformel für Übelkeit und chronische Magenbeschwerden:

„Meine Magenbeschwerden werden seltener und schwächer. Mein Magen gesundet und funktioniert normal.“

Und gegen die weitere Verursachung des Problems folgendes:

„Ich werde in allen alltäglichen Dingen ruhiger und entspannter. Ich bin frei von Sorgen. Ich rege mich nicht so leicht auf. Ich bin gelassen und zuversichtlich.“

Schwierigkeiten mit Kontaktschalen. Da Kontaktschalen immer mehr Verbreitung finden, tritt immer häufiger das Problem auf, sich an die zu gewöhnen. Hier die Änderungsformel, mit der Sie sich das Einsetzen und Tragen erleichtern können:

„Ich setze meine Kontaktschalen schnell und leicht ein, ohne jede Spannung. Meine Augen gewöhnen sich an sie. Je länger ich sie trage, umso natürlicher empfinde ich sie.“

Hier noch einmal das Vorgehen bei all diesen Änderungsformeln:

1. Schritt: Versetzen Sie sich mit der Stimmungsformel in eine ruhige Stimmung.

2. Schritt: Entspannen Sie sich mit der Entspannungsformel.

3. Schritt: Bewirken Sie mit der Änderungsformel die Veränderung.

Im nächsten Kapitel erfahren Sie, wie Sie die Grundformeln, die Sie in diesem Kapitel gelernt haben, verbessern und damit in noch schwierigeren Fällen Erfolge erzielen können.

3. Kapitel

Autogenic für ernstere gesundheitliche Probleme

In diesem Kapitel verstärken wir die Wirksamkeit der drei Autogenic-Formeln, so daß wir sie auch bei ernsteren gesundheitlichen Problemen anwenden können.

Wir werden diese verstärkten Formeln auch für andere Veränderungen in Ihrem Leben benützen, mit denen wir uns in den folgenden Kapiteln beschäftigen – für Verbesserungen in Ihrem gesellschaftlichen, beruflichen und familiären Leben.

Durch Verstärkung dieser Formeln können wir tiefere Schichten des Gehirns erreichen, in denen sich die sämtliche Zellen Ihres Körpers beeinflussenden Neuronen befinden, und so noch wirksamere Programmierungen setzen.

Den meisten von uns ist dunkel bewußt, daß unser Körper aus kleinen Einheiten besteht, die Zellen genannt werden. Doch wir merken nicht, daß diese Zellen ständig wachsen, sich vermehren und absterben. Die Folge davon ist, daß wir alle paar Monate einen fast neuen Körper haben.

Aus diesen winzigen komplizierten Organismen bestehen alle Knochen, Muskeln, Organe und Gewebe unseres Körpers. Diese Zellen scheinen völlig kompakt zu sein, doch sie bestehen wiederum aus Atomen. Atome sind unendlich klein, doch sehr ausgedehnt. Das heißt, die Größe des Atomkerns im Verhältnis zu den ihn umkreisenden Elektronen entspricht der Größe unserer Sonne im Verhältnis zu den sie umkreisenden Planeten, und dieser Maßstab gilt auch für die Zwischenräume. Man kann also sagen, daß ein Atom ebenso ausgedehnt ist wie der Raum selbst.

Durch diesen Vergleich können wir besser verstehen, wie es möglich ist, daß winzige, von unseren Gehirnneuronen ausgesandte Botschaften die Folgen unserer Gedanken sind, feste Materie – also unseren Rücken, unseren Magen, unsere Nieren – beeinflussen.

Winzige elektrische Impulse, die Sie durch Anwendung Ihrer Stimmungsformel auslösen, bewirken, daß die Zellen Ihres Körpers sich entspannen und verändern. Winzige elektrische Impulse, die Sie durch Anwendung Ihrer Entspannungsformel auslösen, beruhigen Ihre Körperzellen, indem sie sie von Streß befreien und ihnen erlauben, normal zu wachsen und zu funktionieren. Winzige elektrische Impulse, die Sie durch Anwendung Ihrer Änderungsformel auslösen, führen dazu, daß die Zellen, auf die sie gerichtet sind, sich normalisieren und neu beleben.

So können Sie in allen einer Normalisierung bedürftigen Körperteilen, auf die Sie diese Gedanken richten, völlig echte, spürbare Verbesserungen bewirken.

Hypnotische Techniken werden immer häufiger von Ärzten und Heilpraktikern zur Unterstützung der verschiedensten Behandlungsmethoden benützt. Und sie werden immer mehr Menschen als Werkzeug zur Selbsthilfe in die Hand gegeben.

Die hohen Kosten medizinischer Behandlung haben zur Folge, daß das Bestreben der Menschen, ihre Gesundheit aufrechtzuerhalten oder wiederherzustellen, wächst. Autogenic ist ein wertvolles Mittel zur Erhaltung und Erreichung strahlender Gesundheit. Es soll ärztliche Behandlung nicht ersetzen, doch es kann Ihrem Arzt sehr helfen.

Autogenic kann sowohl zur Vorbeugung wie zur Behandlung benützt werden. Es senkt Arzt- und Medikamentenkosten, indem es Ihnen die Möglichkeit gibt, Ihre Gesundheit zu erhalten, gesundheitliche Probleme zu beseitigen, oder Ihre Genesung von Krankheiten zu erleichtern.

Mit diesem Aspekt – der Erleichterung von Schmerzen oder ihrer Befreiung davon – wollen wir uns als nächstes beschäftigen und für hartnäckigere und stärkere Schmerzen wirksamere Formeln anwenden als im letzten Kapitel.

Wir alle können Schmerzen erleichtern.

Haben Sie schon einmal gesehen, wie ein Kind hinfiel und die Eltern zu lachen anfingen? Es kommt nur selten vor, daß ein Kind dann weint. Wahrscheinlicher ist, daß ein Kind weint, wenn die Eltern nichts bemerken oder wenn sie sich in so einer Situation ängstlich oder besorgt verhalten.

Verspürt ein Kind weniger Schmerzen, wenn die Eltern auf eine bestimmte Weise reagieren? Ganz bestimmt. Sie können einen Schmerz durch ihre eigene Reaktion darauf verstärken oder verringern.

Ein Mensch, der sich in einem Zahnarztsessel, noch bevor er den Mund aufmacht, anspannt, ruft den Schmerz geradezu herbei. Er wird sicher stärkere Schmerzen haben als ein Mensch, der sich entspannt oder gar an etwas anderes denkt.

Wenn der Geist sich mit etwas anderem beschäftigt, verschließt er sich dem Schmerz, denn man kann nicht an zwei Dinge zugleich denken. Wenn man zu denken aufhört, fällt einem plötzlich ein, daß man Kopfschmerzen hat oder etwas anderes wehtut.

Dies sind nicht die einzigen Möglichkeiten, wie der Geist Schmerzen beeinflussen kann; Sie haben das ja wahrscheinlich schon im zweiten Kapitel bemerkt. Der Geist kann Schmerzen tatsächlich betäuben.

Ich werde Sie gleich mit einer speziellen Änderungsformel bekannt machen, durch die eine Gefühllosigkeit in der Hand hervorgerufen und dann auf einen Schmerz irgendwo in Ihrem Körper übertragen wird. Eine Stimmungsformel, welche die Bedingungen für diese besondere Änderungsformel schafft, eignet sich dafür natürlich besser als eine Stimmungsformel, die lediglich auf Entspannung vorbereitet.

Da Sie sich bei der Änderungsformel vorstellen, daß Sie Ihre Hand in einen Eimer mit Eiswasser tauchen, ist eine Stimmungsformel erforderlich, die ein Kältegefühl hervorruft.

Einige dafür passende Suggestionen:

- Stellen Sie sich vor, Sie sind bei einem Picknick und greifen in den Eiskübel, um den anderen kaltes Sodawasser oder Bier anzubieten.
- Stellen Sie sich vor, daß Sie ohne Handschuhe einen Schneemann bauen.
- Stellen Sie sich vor, Sie blicken durch eine vereiste Fensterscheibe auf eine Winterlandschaft und versuchen, das Eis mit nackten Händen wegzuwischen.

Sie sollten sich die Szene mindestens eine oder zwei Minuten lang möglichst lebendig ausmalen. Ich habe die obigen drei Beispiele absichtlich nicht sehr detailliert dargestellt, denn ich möchte, daß Sie die Details aufgrund Ihrer eigenen Erfahrungen selbst beisteuern. Es ist besser, eine Szene zu wählen, die Sie selbst erlebt und nicht nur gelesen haben oder aus Erzählungen kennen.

Wenn Sie aus Ihrer eigenen Erinnerung schöpfen, dann regen Sie Ihre Gehirnneuronen an, genauso wie damals zu reagieren, was leichter zu der angestrebten Gefühllosigkeit führt.

Nehmen wir also an, Sie sind einmal im Winter in eiskaltem Wasser gewatet. Wenden Sie ein paar Minuten lang die Stimmungsformel an, um sich an alle Einzelheiten zu erinnern. Zum Beispiel:

> Sie Stehen am Rand eines Bergsees, der von hohen, prächtigen Bäumen umgeben ist. In der Ferne sehen Sie schneebedeckte Berge. Die Luft ist frisch und kalt. Der Himmel ist blau. Das Wasser still und einladend. Sie fragen sich, wie kalt es wohl ist und ziehen Ihre Schuhe und Socken aus, um es festzustellen. Ja, es ist eiskalt. Doch Sie genießen das frische Gefühl. Sie waten hinein. Zuerst tut die Kälte Ihren Füßen weh, doch dann werden sie gefühllos. Ihre Füße werden so gefühllos, als wären sie aus Holz. Warm scheint die Sonne auf Ihren übrigen Körper. Sie tauchen die Hände ins Wasser, um seine eisige Kälte zu spüren, wenn sich um und waten zum Ufer zurück.

Sie brauchen sich dies nicht von jemandem vorlesen zu lassen und Sie müssen es nicht auf eine Kassette aufnehmen, um es sich vorzuspielen. Ihr Geist wird die Einzelheiten beisteuern, wenn Sie sich ein solches Kälteerlebnis ins Gedächtnis rufen.

Jedes Kälteerlebnis versetzt Sie in die nötige Stimmung für die Änderungsformel zur Erleichterung von Scmerzen.

Jedes frühere Erlebnis versetzt Sie in die richtige Stimmung für andere Änderungsformeln, wenn Sie es entsprechend der Änderungsformel auswählen. Weitere Beispiele dafür später. Außerdem werde ich Ihnen Methoden zur Verbesserung der Stimmungsformel für Entspannung zeigen, die der allgemeinen Anwendung dient.

Vertiefung der Entspannung

Um mit Autogenic noch größere Wirkungen zu erzielen, ist es am besten, sich noch tiefer zu entspannen. Deshalb ist für Sie jetzt das Wichtigste die Verstärkung Ihrer Entspannungsformel.

Die beste Möglichkeit, sich noch tiefer zu entspannen, besteht darin, daß Ihnen jemand anderer die Entspannungsanweisungen vorliest. Oder Sie können sich diese Anweisungen selbst erteilen, indem Sie sie auf eine Tonkassette aufnehmen. Wenn Sie mit der Stimmungsformel fertig sind, drehen Sie die Kassette um und entspannen sich.

Die folgende Entspannungsübung dauert etwa 10 bis 15 Minuten. Wenn Ihnen die Anweisung von einer anderen Person vorgelesen wird oder Sie sie selbst auf eine Kassette sprechen, beachten Sie bitte folgendes:

- Lesen Sie mit langsamer, gleichbleibender Geschwindigkeit.
- Lesen Sie ohne Emotion oder Gefühl; mit eher monotoner Stimme.
- Ihr Ton sollte ein wenig streng sein, denn es handelt sich ja um Befehle, die befolgt werden sollen.

Diese Entspannungsformel wurde gegenüber jener im letzten Kapitel geändert, um besser zu der Änderungsformel zu passen. Da bei der Änderungsformel die Hand benützt wird – diese wird in der Vorstellung in eiskaltem Wasser gefühllos gemacht, damit die Gefühllosigkeit auf einen schmerzenden Körperteil übertragen werden kann –, wird auch in der Entspannungsformel die Hand benützt.

Sie werden in Ihrer linken Hand (wenn Sie Linkshänder sind, in

Ihrer rechten Hand) ein Gefühl der Wärme und Schwere erzeugen. Sie werden bewirken, daß ein Finger sich hebt. Sie werden bewirken, daß Ihre Hand und Ihr Arm sich von Ihrem Schoß heben. Wenn Sie fertig sind, werden Sie sie wieder auf den Schoß fallen lassen. Sie erhalten dann weitere Anweisungen für Schwere und Schlaffheit.

Unmittelbar darauf folgt die Änderungsformel für die Erleichterung von Schmerzen. Und die Übung endet mit dem Zählen von eins bis zehn, damit Sie hellwach werden und sich besser als vorher fühlen.

Wenn Sie diese Entspannungsformel zur Erleichterung von Schmerzen anwenden, müssen Sie zur Zeit der Anwendung keine Schmerzen haben. Sie können die drei Formeln durchgehen, wenn Sie völlig in Ordnung sind und sich auf die Erleichterung von Schmerzen zu irgendeinem späteren Zeitpunkt vorprogrammieren. Haben Sie später einmal Schmerzen, so können Sie aus der Erinnerung heraus eine abgekürzte Stimmungs-, Entspannungs- und Änderungsformel durchgehen, innerhalb weniger Sekunden Ihre Hand gefühllos machen und diese Gefühllosigkeit übertragen.

Hier die verstärkte Entspannungsformel:

Eine Entspannungsformel zur Erleichterung von Schmerzen

Setze dich bequem in einen Sessel und entspanne dich. Behalte die Augen offen. Während du dasitzt, lege beide Hände mit den Handflächen nach unten auf die Schenkel. Schau deine linke Hand an, betrachte Sie ganz genau. Mach dir das Gefühl in deiner linken Hand bewußt. Achte so genau wie möglich darauf, was für Gefühle, was für Empfindungen du in deiner Hand spürst. Blicke weiter auf deine Hand, und während du sie jetzt entspannst, wirst du merken, daß bestimmte Dinge passieren. Konzentriere dich auf alle Empfindungen, alle Gefühle. Mach dir bewußt, was du in deiner Hand spürst, ganz gleich was. Vielleicht spürst du die Schwere deiner Hand, während sie völlig entspannt auf deinem Schenkel liegt. Vielleicht spürst du die Wärme deiner Hand, während sie dort liegt. Ganz gleich, was du empfindest, beobachte jedes Gefühl. Schau deine Hand weiter an, bemerke, wie ruhig sie ist, wie sie da liegt. In Wirklichkeit ist in ihr eine Bewegung. Zuerst nur ganz leicht. Und diese Bewegung wird bald spürbar werden, auch wenn du sie jetzt noch nicht spürst. Beobachte ganz genau deine Hand. Sollte deine Aufmerksamkeit sich von der Hand entfernen, wird sie sich immer gleich wieder darauf richten. Schau deine Hand an und frage dich, wann die Bewegung wohl spürbar werden wird. Stell dich darauf ein, daß das bald sein wird. Richte jetzt deine Aufmerksamkeit auf den Zeigefinger deiner linken Hand. Schau diesen Finger an. Bald wird sich dieser Finger bewegen. Beobachte ihn. Du wirst eine leichte Bewegung bemerken. Wenn die Bewegung beginnt, wirst du merken, daß der Finger sich ganz langsam zu heben beginnt. Er wird sich ganz langsam heben. Der Zwischenraum zwischen deinem Finger und deinem Schenkel wird langsam größer werden. Sobald du siehst, daß sich der Finger bewegt, sobald er sich auch nur ein winziges bißchen aufwärts bewegt, schließe bewußt die Augen, Sobald du also siehst, daß er sich hebt, sobald du auch nur die kleinste Bewegung bemerkst, schließt du bewußt die Augen. Jetzt wird dein Finger leichter, Immer leichter und leichter. Du merkst das Gefühl von Leichtigkeit in deinem Finger. Er ist leicht wie eine Feder. Es ist ein Gefühl, als ob ein Ballon ihn hochhebt. Er hebt und hebt ihn immer höher und höher und höher. Während dein Finger sich hebt, breitet sich das Gefühl des Hebens in deiner ganzen linken Hand aus, in allen Fingern deiner linken Hand. Jetzt wird deine ganz Hand leichter. Sie wird sich langsam heben, immer höher und höher heben. Du fühlst dich mit geschlossenen Augen noch entspannter. Und deine Hand hebt sich immer höher. Die Hand wird ganz leicht. Immer leichter und leichter. Und während dieses Gefühl der Leichtigkeit zunimmt, entspannst du dich immer mehr. Während du dich entspannst, strömt dieses Gefühl der Leichtigkeit durch deine Hand in alle deine Finger und in deine Handfläche. Es strömt in dein Handgelenk und in deinen Arm. Jetzt wird auch dein Arm ganz leicht, immer leichter und leichter und leichter. Er kann sich langsam heben und hochschweben wie eine Feder. Es ist, als ob ein Ballon dein Arm in die Luft hebt, höher und höher und höher. Dein Arm wird ganz leicht. Während du die Leichtigkeit in deiner Hand und in deinem Arm spürst, entspannst du dich immer tiefer und tiefer. Und während dein Arm sich weiter hebt, sinkst du langsam immer mehr in eine noch tiefere und tiefere Entspannung und deine Hand wird noch leichter, dein Arm wird noch leichter und leichter. Du bist jetzt ganz tief entspannt. Ganz, ganz tief entspannt. Jetzt werde ich gleich zu sprechen aufhören und dein Arm kann sich heben, so hoch er will. Während er sich hebt sinkst du tiefer und tiefer. (Etwa zehn Sekunden Pause).

Laß deinen Arm sich heben, so hoch er will. Und wenn er sich so hoch gehoben hat, wie du es gut findest, laß ihn schlaff herunterfallen auf deinen Schenkel und genieße das herrliche, wundervolle Gefühl deiner tiefen Entspannung. Vielleicht willst du sie jetzt noch mehr vertiefen. Lehn dich mit geschlossenen Augen zurück und laß dich so schlaff wie möglich werden. Ganz, ganz schlaff. Entspanne alle Muskeln deines Körpers. Und während du sie entspannst, spüre, wie sie sich entspannen. Sei dir bewußt, wie sie sich entspannen. Entspann sie so vollkommen, daß du die Entspannung richtig spürst. Laß dich ganz schlaff und locker werden. Entspanne die Muskeln deiner Füße, deiner Knöchel. Entspanne die Muskeln deiner Beine. Laß sie ganz schlaff und locker werden. Und während du das tust, beginnst du die Entspannung zu spüren. Je schlaffer du deine Füße werden läßt, um so schwerer werden sie. Schließlich werden sie schwer wie Blei sein. Auf die gleiche Weise entspanne die Muskeln deiner Schultern und deines Rückens. Laß die Muskeln deiner Arme und deines Rückens ganz locker werden, ganz schlaff. Und während du dich so immer mehr entspannst, fühlst du dich schwerer und schwerer, als würdest du immer tiefer und tiefer sinken. Wenn du spürst, daß du dich irgendwie anspannst, geistig oder körperlich, dann mach dir das bewußt und laß einfach los. Gib dich ganz diesem angenehmen Gefühl der Entspannung hin. Genieße dieses schläfrige, entspannte, angenehme Gefühl. Und während du das tust, spürst du, wie das Gefühl der Schwere sich in deinem ganzen Körper ausbreitet, als ob dein ganzer Körper schwer wie Blei wird. Als ob er tiefer und tiefer sinkt, immer tiefer. Es ist ein schönes, angenehmes Gefühl. Während du dich im hingibst, wirst du dir eines anderen Gefühls bewußt. Es ist ein Gefühl des Friedens, der Entspannung ohne Sorgen, ohne Ängste, und du fühlst dich gut. Es ist eins der schönsten Gefühle, das du je gehabt hast. Immer mehr erfüllt dich eine vollkommene Ruhe. Du bist völlig entspannt und hörst nur meine Stimme. Du hörst ganz ruhig, was ich sage. Und während du meine Stimme hörst, spürst du, wie dein Körper sich entspannt, wie er sich immer mehr und mehr entspannt. Und du möchtest, daß all die Suggestionen, die ich dir sage, wirken werden.

Eine mächtige Änderungsformel zur Erleichterung von Schmerzen

Du wirst jetzt von Tag zu Tag körperlich kräftiger und kräftiger. Du wirst aufmerksamer und wacher und deine Energie wächst. Du wirst viel weniger leicht ermüden, viel weniger leicht erschöpft sein, viel weniger leicht entmutigt sein. Du entspannst dich jetzt noch tiefer. Diese herrliche Entspannung breitet sich in deinen Beinen aus, in deinen Armen, deinen Händen, in deinen Händen, in deinem ganzen Körper. Bald wirst du ein anderes Gefühl haben. Es wird sein, als ob du immer mehr in Schlaf sinkst, ein Gefühl der Müdigkeit, der Schläfrigkeit. Während du weiter meine Stimme hörst, spürst du diese Schläfrigkeit, eine Schwere, die sich über dich ausbreitet, als ob dein Körper ganz, ganz schwer wird. Und alle deine Körperteile werden schwer und schwerer, alle auf einmal, und du wirst immer müder und schläfriger. Deine rechte Hand ist ganz schwer und warm. Rechts neben deinem Sessel steht ein Eimer mit Eiswasser. Laß deine rechte Hand neben deinem Sessel in diesen Eimer mit Eiswasser sinken.

Spüre die eisige Kälte. Spüre die Eiswürfel. Deine Hand wird kälter und kälter. Sie wird gefühllos von Kälte. Jede Sekunde immer gefühlloser. Laß deine Hand in dem Eimer mit Eiwasser, bis ich dir sage, du sollst sie herausnehmen. Wenn ich dir sage, du sollst sie herausnehmen, dann wirst du dich überzeugen, wie gefühllos sie ist, indem du mit der anderen Hand hineinkneifst. Das eiskalte Wasser macht dir nichts aus, denn deine Hand ist gefühllos. Sie wird immer gefühlloser, während ich mit dir spreche. Wenn du deine Hand aus dem Wasser genommen hast, wenn ich dir das gesagt habe, und du dich überzeugt hast, daß sie gefühllos ist, werde ich dich bitten, den Teil deines Körpers zu berühren, in dem du Schmerzen hast, und du wirst dann imstande sein, die Gefühllosigkeit auf diesen Körperteil zu übertragen. so daß der Schmerz nachläßt und verschwindet. Laß deine Hand jetzt noch in dem eiskalten Wasser, damit sie mehr und mehr gefühllos wird. Nachdem du diese Gefühllosigkeit auf den betreffenden Körperteil übertragen hast, um den Schmerz zu lindern, wirst du wieder den normalen Zustand deiner Hand herstellen, indem du sagst: Meine Hand ist normal. Nimm jetzt langsam deine Hand aus dem Eimer mit eiskaltem Wasser. Leg sie auf den Schoß. Kneife mit der anderen Hand hinein und überzeuge dich, daß sie gefühllos ist. Berühre jetzt mit dieser Hand die Stelle, wo du Schmerzen hast und übertrage die Gefühllosigkeit. Wenn du die Stelle mit dieser Hand nicht erreichen kannst, übertrage die Gefühllosigkeit zuerst auf deine andere Hand. indem du die gefühllose Hand einen Moment darauflegst. Wenn du die Gefühllosigkeit von deiner Hand auf die schmerzende Stelle übertragen hast, laß das Gefühl in deine gefühllose Hand zurückkehren. Sage einfach: Meine Hand ist normal ... Jetzt ist deine Hand wieder so, wie sie war, bevor du sie in das eiskalte Wasser getaucht hast. Beende jetzt die Entspannung, indem du bis zehn zählst. Eins – du wirst langsam wach. Zwei, drei, vier, fünf. Du wirst bei jeder Zahl wacher. Sechs, sieben, acht. Wenn du bei zehn die Augen öffnest, fühlst du dich herrlich wohl. Neun, zehn. Augen auf! Du fühlst dich herrlich wohl!“

Mehr über Schmerzen

Schmerz ist ein natürliches Zeichen, das auf eine Störung hinweist. Wenn man anhaltende Schmerzen hat, sollte man dies ernstnehmen und zum Arzt gehen. Sie dürfen diese Autogenic-Methode zur Schmerzbetäubung keinesfalls ständig anwenden, um Schmerzen zu unterdrücken.

Benützen Sie sie in Notfällen oder zur zeitweisen Erleichterung, bis Sie einen Arzt aufsuchen können. Betrachten Sie sie als „Erste Hilfe". Bei anhaltenden Schmerzen lassen Sie Ihren Arzt die natürliche Botschaft deuten und die Ursache behandeln.

Bei Schmerzen, die trotz ärztlicher Behandlung anhalten, kann Autogenic zur Erleichterung angewandt werden. Denn chronische Schmerzen sind sinnlos, da ihre Botschaft bereits empfangen worden ist. Deshalb dürfen sie sich davon befreien.

Ein Vorzug der Autogenic-Methode zur Erleichterung von Schmerzen ist, daß keine lange Prozedur notwendig ist, wenn Sie sie erneut anwenden. Bereits wenn Sie sich daran erinnern, daß Sie Ihre Hand gefühllos machen können, wird sie gefühllos. Dann brauchen Sie nur die schmerzende Stelle zu berühren, und der Schmerz verschwindet.

Alle Schmerzen und Krankheiten haben eine Ursache. Es kann sein, daß die Ursache eines Schmerzes nicht ein verrenkter Knöchel oder überanstrengte Muskeln sind. Es könnten eine verzerrte Emotion oder überanstrengte Gefühle sein. Die Ursache einer Krankheit muß nicht immer eine Bakterie oder ein Virus sein. Es könnten ein Konflikt oder eine Angst sein, die Sie durch Widerstand unterdrückt haben.

Es gehört zur Autogenic-Methode, die Ursache herauszufinden und sie durch Umprogrammierung zu beseitigen. Die Behandlung eines Symptoms kann zu Befreiung von diesem Symptom führen, doch wenn die Ursache nicht festgestellt und „behandelt" wird, ist es vielleicht nur eine vorübergehende Befreiung.

Noch in diesem Kapitel werde ich Ihnen eine Änderungsformel für die Erleichterung von Symptomen bei verschiedenen Krankheiten mitteilen. Doch es wäre unverzeihlich, würde ich die Ursachen ignorieren und Ihnen helfen, nur die Symptome zu behandeln. Bei den

Ursachen ist Autogenic ebenso erfolgreich wie bei Schmerzen und anderen quälenden Symptomen.

Die Methode werden Sie vielleicht etwas merkwürdig finden, denn Sie brauchen dazu ein Pendel. Ein Pendel können Sie einfach herstellen, indem Sie an einem etwa 20 Zentimeter langen Zwirnsfaden einen Knopf befestigen. Je größer der Knopf und je dünner der Faden, um so besser.

Das Pendel hat den Zweck, Ihrem Intelligenzfilter auf leichte Weise die Möglichkeit zu geben, Ihnen wichtige Fragen zu beantworten.

Wie Sie mit dem Pendel die Ursache von Schmerzen und Krankheiten feststellen können

Die Verbindungsleitung zwischen dem Pendel und tiefen Schichten des Geistes verläuft durch die winzigen Muskeln des Arms, der Hand und der Finger. Sobald Sie mit dem Pendel diese Verbindungsleitung angezapft haben, können Sie Ihrem Geist eine Frage stellen und brauchen dann nur die Bewegung des Pendels zu beobachten. Diese Bewegung bedeutet – je nachdem wie Sie sich vorher mit Ihrem Geist darüber geeinigt haben – „Ja“ oder „Nein“. Durch eine logische Folge von Fragen können Sie auf diese Weise zu der Person, dem Ereignis sowie den zeitlichen und örtlichen Umständen, die für die Verursachung eines körperlichen oder geistigen Problems von Bedeutung sind, vordringen.

Bob, 36, litt an Magenverstimmungen. Nach den einfachsten Mahlzeiten befielen ihn Übelkeit und Erbrechen, wie sie normalerweise bei Nahrungsmittelvergiftungen auftreten. Medikamente halfen nicht. Der Arzt riet ihm, zu verschiedenen teuren und möglicherweise gefährlichen Untersuchungen ins Krankenhaus zu gehen. Mit der Vermutung, das eine psychische Ursache vorlag, kam er zu mir. In ein paar Minuten lernte er – so wie Sie – das Pendel zu benützen. Er fragte, ob seine Ernährung an den Magenstörungen schuld sei. Die Antwort war: Nein. Ob sie etwas mit seinem Beruf zu tun hätten? Nein. Sein Schwiegervater bedrängte ihn, seinen Beruf aufzugeben und in seine

Effektenmaklerfirma einzutreten – ob sie damit zusammenhingen? Ja.

So fand Bob in ein paar Minuten die Ursache seiner ständigen Beschwerden heraus. Diese Ursache wurde in einigen Autogenic-Sitzungen angegangen. Sein Selbstvertrauen stieg, und die Schwierigkeiten waren beseitigt.

Wie kann ein Knopf an einem Zwirnsfaden mit „Ja“ oder „Nein“ antworten?

Es sind nur zwei einfache Schritte nötig, um diese Verbindung mit den tiefen Schichten Ihres Geistes herzustellen. Die dafür aufgewandte Zeit lohnt sich, und der Gewinn kann für sie unbezahlbar sein.

Setzen Sie sich an einen Tisch. Halten Sie das Pendel an dem Zwirnsfaden, indem Sie den Ellbogen auf den Tisch stützen, so daß der Knopf frei schwingen kann. Ihr Handgelenk ist locker gebeugt, ihr Arm in einer bequemen Stellung. Nun sind Sie bereit, die zwei Schritte zu tun, mit denen Sie die Verbindung durch das Pendel herstellen können.

Erster Schritt. Halten Sie das Pendel ruhig. Schließen Sie die Augen. Stellen Sie sich vor, wie das Pendel hin und her schwingt, von links nach rechts, von rechts nach links. Lassen Sie das Pendel vor Ihrem inneren Auge schwingen, möglichst klar und deutlich. Öffnen Sie jetzt die Augen und schauen Sie, ob es sich wirklich hin und her bewegt. Wenn nicht, dann stellen Sie sich das weiter mit geschlossenen Augen vor, bis es wirklich hin und her schwingt. Tut es das, dann machen Sie die gleiche Übung mit einer Auf-und-Ab-Bewegung, auf Sie zu und von Ihnen weg. Als nächstes versuchen Sie, eine kreisförmige Bewegung im Uhrzeigersinn zustandezubringen. Und schließlich das gleiche entgegen dem Uhrzeigersinn. Üben Sie, bis das Pendel in jedem Fall deutlich schwingt, und gehen Sie erst dann zum Zweiten Schritt über.

Zweiter Schritt. Was Sie beim Ersten Schritt getan haben, können Sie jetzt vergessen. Es ist nie mehr erforderlich, daß Sie das Pendel durch Ihre Vorstellungskraft zum Schwingen bringen. Es wird von nun an von Ihrem Unterbewußtsein bewegt, gelenkt von Ihrem Intelligenzfilter. Halten Sie das Pendel wie beim Ersten Schritt. Schließen Sie die

Augen. Fragen Sie: „Was ist Ja?“ Warten Sie, bis sich das Pendel bewegt und öffnen Sie alle paar Sekunden die Augen, um es festzustellen. Stellen Sie die Frage immer wieder, bis Sie eine Bewegung wahrnehmen. Vielleicht ist sie zuerst nur ganz schwach, doch sie wird immer deutlicher werden. Wenn es soweit ist, dann bedeutet diese Bewegung „Ja“. Fragen Sie jetzt: „Was ist Nein?“ Warten Sie wieder auf eine deutliche, beständige Bewegung. Sie haben jetzt eine Bewegung für „Ja“ – vielleicht Hin und Her oder Auf und Ab – und eine andere Bewegung für „Nein“. Nun bleiben noch zwei Möglichkeiten der Bewegung, denen Sie zwei weitere Antworten zuordnen: „Ich weiß nicht“ oder „Das will ich nicht sagen“. Die letzte ist ein Notausgang für den Intelligenzfilter für den Fall, daß es Ihnen schaden könnte, sich an etwas zu erinnern.

Wenn Sie diese zwei Schritte gut eingeübt haben, brauchen Sie das Ganze nie wieder zu tun. Sie sind jetzt imstande, das Pendel zur Feststellung von Krankheitsursachen zu benützen.

Damit Sie lernen, die Reihe von Fragen, die zur Entdeckung des verursachenden Ereignisses führen, richtig zu formulieren, hier eine Folge von Fragen, wie sie Bob gestellt haben könnte, um die Ursache für seine Anfälle von Übelkeit und Erbrechen herauszufinden.

Frage	*Pendelantwort*
Liegt die Ursache mehr als zehn Jahre zurück?	Nein
Mehr als fünf Jahre?	Nein
Vor meiner Heirat?	Nein
Mehr als zwei Jahre?	Nein
Mehr als ein Jahr?	Ja
Ist meine Ernährung die Ursache?	Nein
Ist mein Beruf die Ursache?	Nein
Ist eine Person die Ursache?	Ja
Ist meine Frau die Ursache?	Nein
Meine Schwiegermutter	Nein
Mein Schwiegervater?	Ja

In diesem Moment rief Bob: „Aha!“

Das Bewußtwerden der Ursache erfolgt meistens klar und deutlich. Da sein Schwiegervater die Ursache war, wußte Bob sofort, daß es sich um die Klemme handeln mußte, in die sein Schwiegervater ihn mit seinem ständigen Drängen, in seine Firma einzusteigen, gebracht hatte.

Wenn bei Benützung des Pendels die richtige Antwort kommt, dann spüren Sie das. Sollten Sie irgendwie zweifeln, dann stellen Sie weitere Fragen.

Die Fragenfolge sollte sich zuerst auf die Zeit beziehen, dann auf die Situation, dann auf die Person. Sollten noch Zweifel darüber bestehen, auf welche Weise die Situation und die Person das Problem verursacht haben, so sind weitere Fragen erforderlich.

Wenn die Ursache festgestellt ist, dann wenden Sie zu ihrer Entschärfung die in den nächsten Kapiteln dargestellten Autogenic-Methoden an.

Bis dahin benützen Sie zur Linderung der Symptome die folgende erweiterte Stimmungs- und Entspannungsformel mit der entsprechenden Änderungsformel.

Drei Autogenic-Schritte zur Linderung von Krankheitssymptomen

Wir werden nun drei einfache Schritte lernen, mit denen die unerwünschten Symptome verschiedener ernster gesundheitlicher Störungen beseitigt werden können.

Welche Stimmungsformel ist anzuwenden? Welche Entspannungsformel? Welche Änderungsformel?

Die Stimmungsformel zur Entspannung – jene, mit der Sie sich an einen ruhigen Ort versetzen – läßt sich immer gut verwenden. Doch wenn das Problem mangelnde Gesundheit ist, dann ist es besser, die Stimmung für gute Gesundheit herzustellen.

Die Stimmung für Gesundheit können Sie herstellen, indem Sie sich innerlich selbst in bester gesundheitlicher Verfassung vorstellen. Es ist besser, nicht zeitlich zurückzugehen und sich ohne Symptome zu sehen, sondern zeitlich voranzugehen und sich von den Symptomen befreit zu sehen.

Wie wäre für Sie der morgige Tag ohne diese Krankheit? Stellen Sie sich vor, wie Sie morgens aufstehen und einen aktiven, produktiven Tag voller Freude und ohne die geringsten gesundheitlichen Probleme verbringen.

Das ist eine mächtige, die richtige Stimmung bewirkende Formel zur Wiedergewinnung Ihrer Gesundheit. Lassen Sie eine oder zwei Minuten lang auf diese Weise Ihre Phantasie spielen; dann sind Sie zum nächsten Schritt bereit – der Entspannungsformel.

Die erweiterte Entspannungsformel ist die gleiche wie im 2. Kapitel mit einem hinzugefügten Teil für eine Verbesserung Ihres geistigen und körperlichen Befindens. Hören Sie sich die Entspannungsformel Wort für Wort an. Lassen Sie sie sich vorlesen oder spielen Sie die Kassette ab.

Beginnen Sie mit dem eingerückten Text im 2. Kapitel auf Seite 38. Brechen Sie vor den Worten: „In ein paar Sekunden werden Sie bis 10 zählen“, ab.

Dann fügen Sie den folgenden eingerückten Text ein. Damit ist Ihre Gesundheits-Entspannungs-Formel komplett. Vor Ende der Kassette wiederholen Sie Ihre Änderungsformel und zählen von 1 bis 10, um hellwach zu werden.

Hier der hinzuzufügende Entspannungstext:

> Du bist auf angenehme, wunderbare Weise schläfrig. Es ist fast das gleiche Gefühl wie kurz vor dem Einschlafen. Und während du dich weiter entspannst und dich schwer und schläfrig fühlst, erfüllt dich ein Gefühl der Behaglichkeit. Du fühlst dich so behaglich, daß du kein Verlangen hast, dich zu bewegen. Kein Verlangen, etwas zu denken, kein Verlangen, etwas zu tun. Denn mit jedem Tag werden deine Nerven jetzt stärker und ruhiger werden. Deine Gesundheit wird sich bessern. Du wirst mehr Energie haben. Alles, was du tust, wird dich ganz stark interessieren. Alles, was du erlebst, wird dich so stark interessieren, daß du viel weniger mit dir selbst beschäftigt sein wirst. Du wirst dir deiner selbst und deiner Gefühle viel weniger bewußt sein. Du wirst dich viel besser fühlen. Du hast kein Verlangen, dich zu bewegen oder zu sprechen. Du hast nur das Verlangen, dich zu entspannen. Du entspannst dich, dein Körper entspannt

sich vollkommen. Du hast keinerlei Verlangen, dich zu bewegen, nur das Verlangen, dich zu entspannen, noch tiefer. Und du kannst dich nicht nur jetzt entspannen, sondern du wirst sehen, daß du jederzeit imstande sein wirst, dich zu entspannen. Immer wenn du an Entspannung denkst, kannst du das Gefühl der Entspannung herstellen. Immer wenn du dich entspannen willst, bist du imstande, dich zu entspannen. Du wirst sehen, wie dein Geist von Tag zu Tag ruhiger wird, klarer, gelassener. Und du wirst dich auch körperlich besser fühlen. Du wirst dir weniger Sorgen machen, dich weniger leicht aufregen, du wirst viel weniger furchtsam sein, viel weniger zaghaft. Und du entspannst dich jetzt noch mehr. Du wirst noch schläfriger. Du willst dich so tief wie nur möglich entspannen, weil dir das so ungemein gut tut. Und alle Suggestionen, die du hörst, werden ganz stark wirken. Ich werde jetzt von eins bis fünf zählen und du wirst dabei in noch tiefere Entspannung sinken, und bei 5 wirst du die tiefste Entspannung erreichen. Du wirst dich noch viel behaglicher fühlen. Du wirst fühlen, um wieviel tiefer du noch entspannt bist. Ich beginne jetzt zu zählen. 1, du spürst wie du noch tiefer sinkst. Noch tiefer in die Entspannung. Immer und immer weiter weg von deinen äußeren Angelegenheiten. Genieße einfach diesen Zustand. 2, bei jeder Zahl sinkst du tiefer, bei jedem Wort, das ich sage. Von Moment zu Moment sinkst du tiefer und tiefer in diesen Zustand. 3, ganz, ganz tief. Du spürst, wie du in diesen wundervollen, behaglichen Zustand sinkst, in dem du dich um nichts anderes kümmerst. Du brauchst dich um nichts sonst zu kümmern, um gar nichts. 4, während ich zu dir spreche, sinkst du tiefer. Alle Suggestionen, die ich dir erteile, werden ganz stark wirken. Von jetzt an wirst du imstande sein, klarer zu denken, imstande sein, dich leichter zu konzentrieren. Du wirst imstande sein, alle Dinge in ihrer richtigen Perspektive zu sehen, ohne sie zu vergrößern oder zu verzerren. Ohne zuzulassen, daß sie falsche Ausmaße annehmen. Jeden Tag wirst du emotional viel ruhiger werden, viel gelassener, viel weniger leicht aus der Ruhe zu bringen. Das wird sich gut auf deinen Körper auswirken, und du wirst dich viel besser fühlen, Du entspannst dich immer mehr und reagierst immer besser auf diese Worte. Du reagierst immer besser auf diese Anweisungen. Und dein Wohlbefinden wird sich von Tag zu Tag steigern. Du wirst dich viel sicherer, viel geschützter fühlen. Mit jedem Tag wirst du dich geistig und körperlich entspannter fühlen, vollkommen entspannt. Und während du dich mit jedem Tag entspannter fühlst und bleibst, wirst du viel mehr Vertrauen zu dir selbst entwikkeln. Von jetzt an wirst du nicht nur viel mehr Vertrauen in deine Fähigkeit haben, jeden Tag zu tun, was du zu tun hast, sondern auch viel mehr Vertrauen in deine Fähigkeit, alles, was du zu tun hast, ohne Furcht vor Versagen zu tun. Ohne unnötige Besorgtheit, ohne Unsicherheit. Und jeden Tag wirst du dich mehr und mehr unabhängig fühlen, besser imstande, auf deinen eigenen Beinen zu stehen, ganz gleich, wie schwierig oder unangenehm etwas erscheinen mag. Und all dies wird genauso geschehen, wie ich es jetzt sage. Du hast bezüglich deiner Gesundheit und deiner positiven Entwicklung bereits eine viel entspanntere Einstellung. Du wirst dich noch viel glücklicher fühlen, noch viel zufriedener, noch viel fröhlicher, noch viel optimistischer. Du wirst viel weniger leicht entmutigt sein, viel weniger leicht deprimiert. Du spürst jetzt Friedlichkeit und die Vorteile, tiefer, völliger Entspannung. Du wirst die Vorteile dieser Entspannung in deinem alltäglichen Leben spüren. Du wirst dich viel ruhiger, viel entspannter, viel gelassener und zuversichtlicher, viel gesünder und jünger fühlen.

Wenn Sie sich selbst innerlich in völlig gesundem Zustand gesehen und sich mit Hilfe einer Kassette oder eines Freundes tief entspannt haben, können Sie die Änderungsformel anwenden.

Ich sage Ihnen jetzt Änderungsformeln für verschiedene gesundheitliche Probleme. Lesen Sie alle durch, auch wenn sie auf Sie nicht zutreffen. Auf diese Weise werden Sie das Wesentliche sehen, das sie alle gemeinsam haben, so daß Sie in der Lage sein werden, eine Änderungsformel für jede Krankheit zusammenzustellen. Sollte die Krankheit, unter der Sie leiden, angeführt sein, so können Sie natürlich die betreffende Änderungsformel verwenden. Tun Sie das, bevor Sie durch Zählen von 1 bis 10 die Entspannung beenden, die Augen öffnen und sich herrlich fühlen.

Arthritis. Die Beschwerden in meinem (Körperteil einsetzen) lassen von Tag zu Tag nach. Ich kann meinen (Körperteil einsetzen) frei und ohne Beschwerden bewegen. Es geht mir immer besser und ich sehe mich vollkommen gesund.

Asthma. Ich atme entspannt. Meine Atemnot bessert sich mehr und mehr. Ich atme mit jedem Moment mehr und mehr normal. Ich sehe mich ganz leicht und ohne Anstrengung ein- und ausatmen.

Dickdarmkatarrh. Meine inneren Beschwerden lassen immer mehr nach. Meine ganze Verdauung normalisiert sich. Ich sehe mich imstande, Nahrung leicht zu verdauen.

Zahnprobleme. Die Empfindlichkeit und die Schmerzen in meinem Mund und meinen Zähnen lassen nach. Meine Zähne und mein Zahnfleisch werden gesund und kräftig. Ich erwarte Gesundheit und sehe mich gesund.

Diabetes. Meine Blutzuckerwerte normalisieren sich von Tag zu Tag. Meine Bauchspeicheldrüse produziert die richtige Menge Insulin. Während es mir immer besser geht, brauche ich immer weniger Medikamente, und mein Stoffwechsel normalisiert sich. Ich erwarte völlige Gesundheit.

Schluckbeschwerden. Mein Mund und meine Kehle entspannen sich immer mehr. Ich spüre, wie sie sich entspannen, und ich sehe mich ganz normal schlucken.

Magen-Darm-Beschwerden. Mein ganzes Verdauungssystem ist entspannt und ruhig. Ich fühle mich besser und besser. Mein Magen und meine Därme funktionieren normal. Ich erwarte Gesundheit und sehe mich gesund und in Ordnung.

Hysterie. Ich werde immer ruhiger und ruhiger. Ich verstehe mich und die andern immer besser. Ich stelle Frieden in mir her. Ich habe mich mehr und mehr unter Kontrolle. Ich schaffe Frieden. Ich sehe mich voll Zuversicht und Frieden.

Menstruationsbeschwerden. Ich befreie mich von Erinnerungen an frühere Menstruationsbeschwerden. Ich erwarte meine nächste

Periode entspannt und bin sicher, daß ich immer freier von Beschwerden werde. Die Krämpfe werden immer weniger und lassen immer mehr nach. Ich werde von Menstruationskrämpfen frei. Ich sehe mich frei.

Rheumatismus. Meine Beschwerden lassen immer mehr nach. Ich erwarte nicht mehr die Beschwerden, die ich früher einmal hatte. Mein (Körperteil einsetzen) wird völlig frei von Schmerzen. Ich kann mich viel leichter bewegen. Ich erwarte Gesundheit und sehe mich gesund.

Hautprobleme. Die Haut meines (Körperteil einsetzen) bessert sich von Tag zu Tag. Die Hautunreinheiten werden weniger und weniger. Die alten Hautzellen werden durch neue ersetzt. Meine Hautfarbe bessert sich. Meine Haut wird immer reiner und schöner. Ich sehe meine Haut gesund und rein.

Den nächsten Schritt müssen Sie tun

Sie können keine bessere Gesundheit erlangen, indem Sie dieses Buch nur lesen. Die Autogenic-Gleichung für gute Gesundheit kennen Sie jetzt:

Stimmungsformel + Entspannungsformel + Änderungsformel
= Wiederherstellungsformel der Gesundheit.

Doch das Lesen dieser Gleichung genügt nicht. Sie müssen sie anwenden.

Ich hoffe, Sie werden die drei Schritte dieser Gleichung in die Praxis umsetzen. Besorgen Sie sich zuerst einen Vorleser oder fertigen Sie die Kassettenaufnahmen an. Gehen Sie die Stimmungsformel noch einmal durch. Wiederholen Sie die für Ihr Problem passende Änderungsformel solange, bis Sie sie auswendig können. Die Wortlaut können Sie selbst zusammenstellen; er muß nur inhaltlich den oben als Beispiel angeführten Formeln entsprechen.

Machen Sie Ihre Autogenic-Übung täglich – wenn Sie die Zeit dafür haben, möglichst sogar zwei- bis dreimal am Tag – bis Ihr Zustand sich gebessert hat.

Vergessen Sie nicht, daß Autogenic kein Ersatz für ärztliche Behandlung ist, sondern eine Ergänzung. Helfen Sie Ihrem Arzt mit Autongenic, Ihnen zu helfen.

In den folgenden Kapiteln gehen wir von gesundheitlichen Problemen zu Autogenic-Übungen für ein besseres Leben über. Ich werde Ihnen zeigen, wie Sie mit Autogenic mehr Glück und Zufriedenheit, mehr Erfolg in finanzieller und anderer Hinsicht erlangen können.

4. Kapitel

Schutz vor Streß durch Autogenic

Wir verlassen nun das Gebiet der Gesundheit, und ich werde Ihnen restlichen Teil dieses Buches Wege zeigen, die in jeder anderen Hinsicht zu einem besseren Leben führen.

Um besser leben zu können, müssen Sie wissen, wie man unerwünschte Konditionierungen aus der Vergangenheit entschärft, wie man solche Programmierungen und Gewohnheiten los wird, wie man sich vor gegenwärtigem Streß schützt und wie man sich für bessere Leistungen und Fähigkeiten und größeren Erfolg programmiert.

Sie kennen bereits die Grundübungen, mit denen Sie Ängste beseitigen können – von der Angst vor Insekten bis zur Angst vor öffentlichem Reden. Sie kennen die Grundübungen zur Überwindung sexueller Probleme, von Furcht, Neurosen und persönlichen Störungen. Nun werden Sie lernen, wie man die drei Autogenic-Formeln gegen Zweifel, Ungeduld, Langeweile und Verwirrung anwendet.

Sie werden lernen, wie man sie anwendet, um überzählige Pfunde, exzessives Rauchen und andere unerwünschte oder schädliche Gewohnheiten los zu werden. Sie werden erfahren, wie Sie mit ihnen Ihre kreativen und körperlichen Fähigkeiten und Ihre Alltagsfertigkeiten wie Nähen, Maschineschreiben und Gärtnern verbessern können.

Die Anwendungsmöglichkeiten dieser einfachen Formeln zur Lösung alltäglicher Probleme sind unbegrenzt, und wir werden auch spezielle Anwendungen wie die Anziehung von Angehörigen des anderen Geschlechts, die Verwandlung von Mißerfolg in Erfolg und die Verbesserung des Einkommens behandeln. „Unmögliche" Situationen und „unlösbare" Probleme lösen sich durch die Macht des Geistes auf, wenn Sie Autogenic unter richtiger Anleitung benützen.

Dies ist der Hauptinhalt dieses und der folgenden Kapitel. Wenn Sie Autogenic auf die geschilderte Weise anwenden, können Sie sich aus alten Geleisen befreien, eine gewinnende Persönlichkeit erlangen und Liebe, Reichtum und die Bewunderung aller Menschen, mit denen Sie privat oder beruflich zu tun haben, erwerben.

Wir beginnen in diesem Kapitel mit der Bewältigung von Streß, vor allem des durch Ängste und Phobien hervorgerufenen Streß, doch auch des durch bedrohliche Situationen verursachten.

Solche Situationen sind angsterregend und bedrohlich, weil sie auf einem Gefühl der Unfähigkeit, mit ihnen fertigzuwerden, beruhen, einen Gefühl des Mißtrauen gegen sich selbst.

Wie steht es mit Ihrer Selbsteinschätzung?

Wußten Sie, dass Einstein erst mit vier Jahren sprechen und mit sieben Jahren lesen konnte? Ein sehr schlechter Schüler war auch Isaac Newton.

Dem berühmten Erfinder Thomas Alva Edison wurde als Junge von seinen Lehrern gesagt, er sei zu dumm, um irgend etwas zu lernen.

Über Caruso urteilte sein Musiklehrer: „Sie haben überhaupt keine Stimme." Einer anderen berühmten Sängerin, Madame Schumann-Heink, wurde vom Direktor der Wiener Staatsoper gesagt, aus ihr werde nie eine Sängerin werden und sie solle sich lieber einer Nähmaschine kaufen.

Leo Tolstoi flog aus dem Gymnasium, und der Raketenforscher Wernher von Braun blieb in der 9. Klasse wegen Mathematik sitzen. Louis Pasteur war nach dem Urteil seiner Lehrer am College Royal in Chemie „mittelmäßig".

Wußten Sie, daß Winston Churchill in der 6. Klasse sitzenblieb, und daß Abraham Lincoln den Black-Hawk-Krieg als Captain begann und als Gefreiter beendete?

Was diese Menschen alles an Kritik und Ablehnung über sich ergehen lassen mußten, hätte die meisten von uns wohl veranlaßt, alle großen Pläne aufzustecken und Dutzendmenschen zu werden. Wir würden uns den Stempel der Minderwertigkeit aufdrücken lassen und durch unser weiteres Leben bestätigen, daß wir ihn zu Recht tragen.

Nicht so die oben genannten Persönlichkeiten. Ihre Größe beruhte weitgehend auf der Entscheidung: Ich lasse mich nicht zum Versager machen. Ich vertraue auf meine Fähigkeiten.

Jeder von uns hat 30 Milliarden Gehirnneuronen. Keiner von uns ist in dieser Hinsicht zu kurz gekommen. Wesentlich ist, was wir daraus machen.

Ein Mensch, der akzeptiert, daß er über beschränkte Fähigkeiten verfügt, wird ängstlich und unsicher, ein Schatten seines wahren Selbst. Er ist geplagt von Unentschlossenheit, Angst, Phobie und Mißtrauen.

Für so einen Menschen kann das Leben eine Hölle sein, scheinbar ohne jeden Ausweg. Wenn Sie nicht zu diesen von Angst beherrschten Menschen gehören, haben Sie keine Ahnung, was sie durchmachen. Sind Sie einer von Ihnen, dann werden Sie wahrscheinlich sagen, es sei noch schlimmer, als ich es darstelle.

Es gibt einen Ausweg.

Wenn Sie Ihre geistige Haltung verändern, dann verändern Sie auch alles andere.

Auch die eben erwähnten berühmten Persönlichkeiten haben Tiefpunkte erlebt. Auch sie fühlten sich eingeschränkt und begrenzt, wenn andere ihnen Hindernisse in den Weg legten. Doch sie änderten ihre geistige Haltung. Sie beschlossen, sich solchen Begrenzungen nicht zu unterwerfen, Sie vertrauten tief in ihrem Innern auf sich selbst.

„Ja, aber ..." Wenn Sie das eben gesagt haben, dann haben Sie sich selbst außer Gefecht gesetzt. „Ich hab's doch versucht." „Bei mir ist das anders". „Es hat nicht geklappt". Weitere selbstvernichtende Äußerungen. Wenn Sie an Mißerfolg denken, sind Sie zu Mißerfolg verdammt. Wenn Sie an Erfolg denken ...

Bilden Sie selbst diesen Satz. Sagen Sie ihn laut. Glauben Sie daran. Schaffen Sie die Grundlage dafür, Ihre Selbsteinschätzung zu ändern.

Wenn Sie ein paar Tage an meiner Stelle wären, dann würden Sie stündlich sehen, wie sich das Leben von Menschen ändert, wenn Sie Ihre Selbsteinschätzung geändert haben.

Es gibt 700 bekannte Phobien, und eine der häufigsten ist die Angst, allein zu sein. Wir sehen sie so oft in unserer Praxis – Menschen, die schreckliche Angst davor haben, allein zu sein. So war es bei Harriet. Sie erzählte mir, daß sie in den ersten sieben oder acht Jahren, die ihr Mann krank war, diese Angst vor dem Alleinsein entwickelt hatte – die Angst, daß ihr Mann sterben und sie verlassen würde. Vor ein paar Monaten war ihr Mann gestorben, und sie war allein. Ihr Leben war ebenso entsetzlich, wie sie es befürchtet hatte. Sie versuchte, alles mögliche zu unternehmen, sich mit Leuten zu treffen, Leute in ihre Wohnung einzuladen – alles, um nur nicht allein zu sein. Am schlimmsten war es nachts. Die finsteren, einsamen Nächte waren für sie unerträglich.

Vor kurzem hatte sie begonnen, Beruhigungsmittel und Schlaftabletten zu nehmen. Anfangs schienen sie zu helfen. Doch nun nützten sie überhaupt nichts mehr. Trotzdem nahm sie die Medikamente weiter, weil sie fürchtete, ohne sie würde es ihr noch schlimmer gehen.

Ich bat Harriet, ihr Ziel in Worte zu fassen. Sie brauchte ziemlich lange, um herauszufinden, was ihr Ziel war. Schließlich sage sie: „Ich möchte mich einfach nicht so fühlen."

„Wie fühlen?" fragte ich.

„Ich weiß nicht, wie ich's beschreiben soll", erwiderte sie. „Ich fühl mich einfach schrecklich, ganz schrecklich. Ich will mich nicht so fühlen."

Ob sie irgend etwas dagegen habe, das Ziel zu erreichen? Nein. Ob sie meine, daß das Ziel erreichbar sei? Ein wenig zögernd antwortete sie: „Ja."

Ich brachte ihr Autogenic-Methoden bei, die ihrem Intelligenzfilter erlauben würden, die von ihr gewünschte Wirkung herbeizuführen – die Befreiung von diesen „schrecklichen" Gefühlen.

Fünf oder sechs Tage später rief sie mich an und sagte, sie hätte immer noch solche Gefühle, doch es sei nicht mehr so schlimm. Doch etwas anderes sei geschehen. Sie habe sich plötzlich entschlossen, ihre Wohnung zu verkaufen und nach Florida zu ziehen. An diesem Wochenende werde sie nach Florida fahren, um sich einen Platz in einer Wohngemeinschaft in North Miami anzusehen. In ein paar Wochen werde sie mich wieder anrufen.

Als sie wieder anrief, berichtete sie, daß sie ihre Wohnung verkauft habe und in die Wohngemeinschaft gezogen sei. Einige Monate später schrieb sie mir aus Florida. Sie habe dort eine Menge Freunde gewonnen. Ja, sie habe sogar einen Mann kennengelernt, den sie vielleicht heiraten werde. Ihre Angst vor dem Alleinsein sei praktisch verschwunden. Sie hätte nie daran gedacht, ihre Wohnung zu verkaufen und wegzuziehen, aber irgend etwas habe sie dazu getrieben. Fröhlich erzählte sie mir, daß sie Golfstunden nehmen werde und daß sie sich auf ihr neues Leben freue.

Der Intelligenzfilter funktioniert auf wunderbare Weise. Wir alle sind Genies. Wenn wir unserem Geist erlauben, ohne Begrenzungen durch Unentschlossenheit, Selbstlähmung und Selbstzerstörung zu wirken, verwandeln sich die „schrecklichen" Gefühle in geniale Fähigkeiten.

Was ist eine Phobie?

Was genau ist eigentlich eine Phobie? Man bezeichnet damit jede unbegründete oder krankhafte Angst oder Abneigung. Mit anderen Worten: Wenn Ihnen jedes Mal beim Betreten eines Schiffes kalter Schweiß ausbricht, haben Sie eine Phobie. Völlig „normal" wäre es hingegen, wenn Sie auf der Titanic in Panik gerieten.

Wenn Sie es hassen, angestarrt zu werden (Scopophobie) oder Ihnen der Gedanke, allein zu sein, entsetzlich ist (Autophobie), dann gehören Sie zu den Millionen von Menschen, die an einer der über 700 Phobien leiden, die man heute kennt.

Die häufigste Phobie dürfte die Klaustrophobie (Angst vor geschlossenen Räumen) sein. Die Präsidenten Kennedy und Roosevelt litten an dieser speziellen Angst. Die am meisten beeinträchtigende Phobie dürfte die Pantophobie (Angst vor allem) sein, die zuletzt bekannt gewordene die Logizomechanophobie (Angst vor Computern).

Hier eine unvollständige Liste von Phobien:

Acrophobie	–	Angst vor Höhen
Agoraphobie	–	Angst vor offenen Plätzen
Ailurophobie	–	Angst vor Katzen
Androphobie	–	Angst vor Männern
Anthropophobie	–	Angst vor Menschen
Apiphobie	–	Angst vor Bienen
Bathophobie	–	Angst vor Tiefen
Ceraunophobie	–	Angst vor Donner
Chromophobie	–	Angst vor bestimmten Farben
Decidophobie	–	Angst vor Entscheidungen
Entomophobie	–	Angst vor Insekten
Ergophobie	–	Angst vor Arbeit
Gephydrophie	–	Angst vor Brücken
Gynephobie	–	Angst vor Frauen
Hydrophobie	–	Angst vor Wasser
Iatrophobie	–	Angst vor Ärzten
Mysophobie	–	Angst vor Beschmutzung
Nyctophobie	–	Angst vor der Nacht
Ocholophobie	–	Angst vor Menschenmengen
Pathophobie	–	Angst vor Krankheit
Pyrophobie	–	Angst vor Feuer
Sitophobie	–	Angst vor Nahrung
Verbophobie	–	Angst vor Wörtern
Xenophobie	–	Angst vor Fremden
Zoophobie	–	Angst vor Tieren

Der Entschluß zur Veränderung bewirkt Veränderung

Ihr Name ist wahrscheinlich nicht Harriet. Sicher haben Sie ganz andere Ängste und Befürchtungen. Doch auch diese können innerhalb weniger Tage verschwinden, und dies vielleicht auf eine Weise, die weder Sie noch sonst jemand vorhersagen kann.

Am Anfang steht eine Entscheidung.

Da Sie diese Seiten lesen, haben Sie den Entscheidungs-Prozeß bereits begonnen. Ein paar Seiten weiter werden Sie diesen Prozeß beenden und eine starke Erleichterung von etwas „Schrecklichem" verspüren.

Manchmal ruft Selbstbegrenzung derart allumfassende Ängste hervor wie bei Harriet. In anderen Fällen treten solche Ängste nur zu bestimmten Zeiten auf.

Hier einige dieser 700 katalogisierten Phobien:

Angst vor großen Höhen
Angst vor Dunkelheit
Angst vor kleinen Räumen
Angst vor Aufzügen
Angst vor Bühnenauftritten
Angst vor dem Fliegen
Angst vor Insekten
Angst vor Schmutz
Angst, Menschen zu begegnen
Angst vor Hunden

Menschen mit diesen Phobien haben das gleiche „schreckliche" Gefühl wie Harriet, doch nur zu bestimmten Zeiten – wenn der Angstauslöser in Erscheinung tritt.

Bei Pat war dies der Fall, wenn sie eine Bühne betrat.

Pat wünschte sich verzweifelt, ihr schreckliches Lampenfieber loszuwerden. Sie wirkte bei einem Broadway-Musical im Chor mit, was ihr keine Schwierigkeiten bereitete. Doch nun hatte sie die Gelegenheit, in einem Club als Solistin aufzutreten. Sie hatte sich dies immer gewünscht, doch nun, da sich die Gelegenheit bot, befiel sie entsetzliche Angst. Sie fürchtete, daß sie den Text ihres Songs vergessen würde und daß die Leute sie nicht mögen würden.

Im Chor hatte sie keine solchen Probleme, denn da war sie von anderen umgeben, die genau das gleiche taten wie sie, und der Scheinwerfer war nicht auf sie gerichtet. Doch jetzt sollte sie allein auftreten. Ich bat Pat, Autogenic anzuwenden und ihren Intelligenzfilter nach der für sie besten Änderungsformel zu fragen, mit der sie ihr Ziel erreichen konnte: angstfrei auf einer Bühne aufzutreten. Nach

Durchgehen der Stimmungsformel und Entspannungsformel produzierte sie folgende bildliche Vorstellung: Sie befand sich in dem Theater im Publikum, blickte auf die Bühne und sah, wie der Vorhang aufging. Doch als sie die Bühne betrat, tat sie dies nicht als Sängerin, sondern als Schauspielerin. Und diese Schauspielerin spielte die Rolle einer Sängerin. Sie schuf für sich selbst die Rolle einer selbstsicheren, begabten Entertainerin, die sie akzeptieren konnte. Interessanterweise akzeptierte sie sich nicht als Sängerin, doch es bereitete ihr keinerlei Schwierigkeiten, sich als Schauspielerin, welche die Rolle einer Sängerin spielte, zu akzeptieren.

Eine Woche später hatte sie ihren ersten Auftritt in dem Club. Am nächsten Tag rief sie mich an und sagte mir, daß sie großen Erfolg gehabt habe. Ein paar Wochen später, am Silvesterabend, war ihr Erfolg noch größer. Das Publikum verlangte zwei Zugaben. Sie schien völlig frei von ihrer früheren Angst und konnte ihre nächste Vorstellung kaum erwarten.

In diesem Kapitel werde ich Ihnen eine Stimmungsformel zum Schutz vor dem Streß sagen, den Ihre Ängste und Phobien bewirken. Diese Stimmungsformel ist Ihr erster Schritt zur Befreiung von diesen lähmenden Empfindungen.

Sie werden die gleiche Entspannungsformel wie im 3. Kapitel verwenden. Doch die Änderungsformel, die ich Ihnen mitteilen werde, richtet sich gegen ihre spezielle Angst.

Wir beginnen mit der Stimmungsformel.

Eine Stimmungsformel zur Befreiung von angstbedingtem Streß

Sie wissen, wie Ihr Leben heute, wenn Sie von Furcht, Phobie oder angstbedingtem Streß geplagt sind, aussieht.

Sie wissen auch, wie Ihr Leben sein könnte, wenn Sie frei von diesen Qualen wären.

Gleich werde ich Sie bitten, das Buch wegzulegen und etwas zu tun, das der Beginn dieses neuen angstfreien Lebens sein wird.

Sie brauchen nichts weiter zu tun, als sich kurz einer bestimmten innerlichen Vorstellung hinzugeben.

Stellen Sie sich vor, Sie schlendern in einer friedvollen Landschaft einen Weg entlang. Während Sie die Schönheit der Natur betrachten, kommen Sie an eine Weggabelung. Sie haben die Wahl, auf dem Weg, der nach links führt, oder auf dem nach rechts führenden Weg weiterzugehen.

Sie blicken auf den linken Weg und sehen, wie Ihr Leben weitergehen würde, wenn Sie an dieser Angst oder Phobie litten. Es ist alles andere als schön. Als Sie auf diesen Weg blicken, sehen Sie all die Qualen die Ihnen Ihre Störung bringen würde. Es ist ein leidvoller Weg.

Dann blicken Sie auf den rechten Weg und sehen, wie Ihr Leben sein würde, wenn Sie von diesen Leiden frei wären. Freudige Erleichterung erfüllt Sie. Sie sehen sich glücklich – fähig zu tun, was Sie wollen, frei von lähmender Angst. Sie sehen Ihr Leben so, wie Sie es sich wünschen.

Als nächstes sehen Sie sich, wie Sie sich entscheiden, welchen Weg Sie gehen wollen. Und dann, vor Beendigung der Stimmungsformel, sehen Sie sich diesen Weg entlanggehen.

Wir wollen dies die Zwei-Wege-Stimmungsformel nennen. Ich werde in den folgenden Kapiteln dafür noch weitere Anwendungsmöglichkeiten für Probleme zeigen, bei denen eine Entscheidung der erste Schritt ist.

Wie Sie Ihren Intelligenzfilter um Hilfe bitten können

Hypnotherapeuten suchen ständig nach besseren Möglichkeiten, ihren Klienten zu helfen. Sie besuchen Symposien, Seminare und Fachkongresse und unternehmen oft weite Reisen, um neue Methoden und Techniken kennenzulernen.

Ich habe festgestellt, daß den besten Aufschluß über die richtige Methode der Geist des Patienten gibt. Pats Geist schuf die Vorstellung von der Schauspielerin, die sich bei ihr als viel wirksamer erwies als irgendeine Standardtechnik, die ich vielleicht vorgeschlagen hätte.

Sie können sich darauf verlassen, daß Ihr Intelligenzfilter Ihnen die richtige bildliche Vorstellung für Ihre Änderungsformel liefert. Das geht ganz einfach. Eigentlich brauchen Sie gar nichts zu tun. Sie müssen nur Platz dafür machen und es geschehen lassen. Und zwar folgendermaßen:

Wenn Sie mit der Zwei-Wege-Stimmungsformel fertig sind, schalten Sie ihre im 3. Kapitel vorbereitete Entspannungskassette ein oder bitten Ihren Helfer, Ihnen den Text vorzulesen.

Während Sie sich entspannen, bitten Sie Ihren Geist, Ihnen die richtigen Bilder, die Sie zur Erreichung Ihres Ziels brauchen, zur Verfügung zu stellen. Benennen Sie dieses Ziel genau. Zum Beispiel: „Ich möchte das richtige Bild zur Beseitung meiner Angst vor großen Höhen."

Dann vergessen Sie das Ganze und genießen weiter die Entspannungsanweisungen. Bei manchen taucht das richtige Bild schon nach ein paar Minuten während der Entspannung vor ihrem geistigen Auge auf. Doch es muß nicht so schnell gehen. Beendigen Sie die Entspannungsformel und beginnen Sie dann mit der Änderungsformel, bei der Sie das positive Bild verwenden, das für Sie genau richtig ist.

Es ist zu empfehlen, das positive Bild, das vor Ihrem geistigen Auge auftaucht, zu benützen, ohne zu überlegen, ob es richtig ist. Ihr Geist weiß es am besten. Denken Sie daran, ich sagte „positiv". Ihr Intelligenzfilter liefert Ihnen keine negative Programmierung, denn er will für Sie nur das Beste. Ein negatives Bild könnte nur von jenem Teil Ihrer Persönlichkeit kommen, der noch mehr leiden will. Es könnte ein Hinweis darauf sein, daß Sie Ihre Zwei-Wege-Stimmungsformel verstärken müssen, indem Sie sie noch einmal durchgehen und noch einmal mit der Entspannung beginnen.

Das positive Bild, das vor Ihrem geistigen Auge auftaucht, kann in verschiedenen Formen erscheinen:

1. Vielleicht sehen Sie sich in einer typischen Angst auslösenden Situation, sind jedoch völlig frei von Angst und fühlen sich entspannt und behaglich.

2. Es kann sein, daß sich eine kleine Szene vor Ihnen abspielt, in der andere Personen vorkommen – eine Art Psychodrama, in dem Sie eine Situation ausagieren, die mit Ihrem Problem zu tun hat.

3. Möglicherweise sehen Sie als Bild nur einen ersten Schritt, der zu der Problemsituation führt, zum Beispiel daß Sie Ihren Badeanzug anziehen, wenn es um Angst vor Wasser geht, oder daß Sie Ihren Koffer packen, wenn Angst vor dem Fliegen die Streßursache ist.

Untersuchen wir alle diese Möglichkeiten.

Im ersten Fall handelt es sich um eine komplette Änderungsformel. Sollte Ihr Intelligenzfilter eine solche liefern, verwenden Sie sie, wie sie ist.

Das zweite könnte ein erster Schritt sein. Wenn Sie die Szene oder das Psychodrama haben ablaufen lassen, kann es sein, daß Sie den Wunsch empfinden, ein geistiges Bild wie im ersten Fall zu benützen: die Vorstellung, daß Sie sich angstfrei in der Situation befinden. Der nächste Schritt wäre dann, dieses Erfolgsbild zu genießen.

Im dritten Fall sagt Ihnen Ihr Intelligenzfilter, daß Sie nur kleine Schritte machen sollen.

Man nennt dies Desensitivierung. Sie desensitivieren sich von Angst in bestimmten Situationen, indem Sie sich Ihrer Angst nach und nach, in kleinen Schritten, aussetzen.

Dazu ist eine Reihe von Autogenic-Sitzungen erforderlich, von denen jede ein wenig mehr desensitiviert, indem Sie bei jeder bildlichen Vorstellung weiter in die gefürchtete Situation hineingehen. Erst wenn Sie sich ein Bild ohne jedes Angstgefühl vorstellen können, sind Sie bereit für das nächste.

Ich wiederhole. Sie sollten keinerlei Angst empfinden, wenn Sie in Ihrer Vorstellung Ihren Badeanzug anziehen, Ihren Koffer für eine Flugreise packen oder irgendeinen anderen ersten Schritt tun, der Sie zu einem bei Ihnen Streß auslösenden Ereignis führt. Wenn Sie Angst verspüren, dann war Ihr Schritt zu groß. Gehen Sie zurück und verwenden Sie eine Vorstellung, die leichter für sie ist oder weiter vor diesem Schritt liegt.

Gehen Sie zu keinem weiteren Bild über – etwa, indem Sie sich vorstellen, daß Sie zum Strand oder zum Flughafen oder einem anderen Ort gehen, wo das Streß auslösende Ereignis stattfindet –, bevor Sie das Bild davor ohne eine Spur von Angst betrachten können.

Jeder einzelne Schritt sollte völlig angstfrei getan werden können bevor der nächste versucht wird. Hier als Beispiel die verschiedenen Stadien der Desensitivierung einer Flugangst:

1. Packen für die Reise
2. Fahrt zum Flughafen
3. Die Formalitäten am Flugschalter
4. Passieren der Kontrolle
5. Warten vor dem Tor, bevor Sie an Bord gehen
6. Betreten des Flugzeugs
7. Einnehmen des Platzes und Anschnallen
8. Start der Maschine
9. Aus dem Fenster blicken während des Fluges

Vielleicht fragen Sie sich, warum so viele Schritte zur Desensitivierung einer Flugangst nötig sind. Es ist wie das Aufknüpfen eines Knotens, bei dem ein Stück des Fadens nach dem andern gelöst werden muß. Tun Sie dies nicht, dann wird der Knoten womöglich noch fester. Beim Vorstellen und Erleben dieser Schritte in ruhigem, entspanntem Zustand findet allmählich eine Umprogrammierung Ihres Verhaltens statt. Bei einem zu großen Sprung kann es sein, daß Sie hinfallen. Wenn Sie bei irgendeinem Schritt auch nur die leiseste Angst empfinden, dann war der Sprung zu groß. In diesem Fall müssen Sie zurückgehen und langsameer dann war der Sprung zu groß. In diesem Fall müssen Sie zurückgehen und langsamer weitermachen.

Gordon war Leiter der Werbeabteilung einer großen Kosmetikfirma. Es gehörte zu seinen Aufgaben, Vorträge vor kleinen und großen Gruppen zu halten. Doch er hatte eine krankhafte Angst, vor solchen Gruppen zu sprechen.

Gordon war Anfang vierzig. Sein Auftreten forsch und sachlich, und so gelang es ihm, seine Angst vor seinen Vorgesetzten zu verbergen. Doch wie lange würde das gutgehen? Er grübelte ganze Tage und Nächte über das drohende Verhängnis und war sich sicher, daß man seine Unfähigkeit entdecken würde, daß er seine Stellung verlieren und in größte Schwierigkeiten geraten würde. Hatte er einen Vortrag zu halten, dann überschwemmte ihn eine Flut solcher Angstvorstellungen und verstärkte seine Phobie noch mehr.

Seine Ängste hatten ihn daran gehindert, eine höhere Position bei der Firma anzustreben. Er suchte Hilfe, doch die herkömmlichen Psychotherapiemethoden versagten. Sein Wunsch war, ruhig und sicher vor Gruppen sprechen zu können. Dies war sein Ziel und der Grund, warum er sich an uns wandte.

Ich brachte Gordon bei, mittels Fingerhebens Antworten von seinem Unterbewußtsein einzuholen, denn er schien diese Methode der Verwendung eines Pendels vorzuziehen. Wir werden uns in einem späteren Kapitel mit dieser Methode beschäftigen. Das Fingerheben kappte ausgezeichnet, doch als er gefragt wurde, ob sein Intelligenzfilter bereit sei, den Weg zum Zielpunkt einzuschlagen, kam eine negative Antwort. Als wir über diese negative Reaktion sprachen, beschrieb er plötzlich eine Szene, die er auf der „Theaterbühne" vor sich sah – eine Technik, die ich gleich schildern werde.

Er sagte: „Ich sah mich in meinem Klassenzimmer. Ich glaube, es war in der vierten oder fünften Klasse. Die Lehrerin bat mich, aufzustehen und einige Fragen über den Stoff zu beantworten, den sie in der vorangegangenen Stunde durchgenommen hatte. Ich glaube, es war eine geographische Frage. Ich hatte ihr nicht zugehört und gab aufs Geradewohl irgendeine Antwort, die jedoch nicht nur falsch, sondern anscheinend auch dumm war. Die anderen Kinder und auch die Lehrerin brachen in lautes Gelächter aus. Zutiefst beschämt und verlegen stand ich da und spürte, wie ich puterrot wurde. Ich war völlig am Boden zerstört.

Ich erinnere mich, daß ich von da an, wenn die Lehrerin im Unterricht verschiedene Kinder aufrief, zusammengekauert dasaß und nur hoffte und betete, daß sie mich nicht drannehmen würde. Merkwürdig – daran hab ich bis jetzt nie gedacht."

Ich erklärte Gordon, daß dies der Weg war, den sein Geist bisher gegangen war. Doch nun sei er bereit, einen neuen Weg einzuschlagen, einen Weg in eine andere Richtung. Er war sofort einverstanden und fuhr mit dem Prozeß fort. Er bekräftigte, daß sein Intelligenzfilter die Ursache des Problems noch einmal untersuchen und es lösen könne, indem er einen neuen Weg zum Zielpunkt finde. Gordons Geist akzeptierte dies.

Er war nun imstande, sich vor immer größeren Gruppen sprechen zu sehen und sich bei diesen Bildern auf seiner „Theaterbühne“ wohl zu fühlen. Dabei erteilte er sich positive „Befehle“. Heute ist er in der Lage, vor Gruppen zu sprechen. Sein Zustand bessert sich immer mehr, und er hat sein Problem völlig überwunden.

Was die „Theaterbühne“ betrifft: Wenn es Ihnen schwerfällt, sich selbst in verschiedenen Stadien des Fortschritts zu sehen, dann stellen Sie sich eine Bühne und sich selbst als Schauspieler auf dieser Bühne vor.

Außer diesem desensitivierenden Teil der Änderungsformel bedarf es noch einer abschließenden positiven Bekräftigung, um das Ganze zu besiegeln.

Wie Sie „Befehle“ formulieren und einsetzen, um sichere Ergebnisse zu erzielen

Versetzen Sie sich mit der Zwei-Wege-Formel in die richtige Stimmung.

Hören Sie sich den Entspannungs-Text auf der Kassette an oder lassen Sie sich ihn vorlesen.

Beginnen Sie mit der Veränderung, indem Sie sich in Ihrer Vorstellung in verändertem Zustand sehen. Falls dies Streß hervorruft, stellen Sie sich vor, wie sie kleine Veränderungen durchmachen, die zum Ziel führen.

Bekräftigen Sie abschließend das Ziel, als hätten Sie es bereits erreicht. Dies sind „Befehle“ an Ihren Geist, das Verhalten zu ändern. Ihr Geist gehorcht.

Beenden Sie die Autogenic-Sitzung.

Wir wollen uns noch etwas mit diesen Befehlen beschäftigen. Wie sind sie zu formulieren?

Sie haben bereits gesehen, wie diese „Befehle“ im 3. Kapitel bei speziellen Krankheiten eingesetzt wurden. Am Ende dieses Kapitels werden wir diese Befehle bei verschiedenen speziellen Ängsten einsetzen.

Doch zuerst einige allgemeine wichtige Grundsätze:

Seien Sie positiv. Verwenden Sie nicht Worte, die lediglich Möglichkeiten ausdrücken. Benützen Sie keine Befehle, mit denen Sie sich einreden, daß Sie möglicherweise oder vielleicht imstande sein werden, etwas zu tun. Seien Sie positiv und eindeutig, vollkommen sicher und überzeugt, daß Sie das Ziel erreichen werden. Mit Zweifel verbundene Suggestionen und Befehle bringen nur zweifelhafte Resultate.

Seien Sie einfach. Verwenden Sie kurze, vollständige Sätze mit möglichst wenig Worten.

Seien Sie direkt. Die Worte sollten direkt auf das Problem gerichtet sein. Allgemeine Vorstellungen wie „Ich werde ein besserer Mensch sein“ führen nicht zu so guten Resultaten wie klar umrissene Vorstellungen (z. B. „Ich werde ein besserer Verkäufer sein“).

Verbinden Sie die Worte mit Bildern. Wenn Sie Befehle erteilen, stellen Sie sich dabei Bilder vor. Es können die gleichen Bilder sein, wie Sie sie bei Beginn Ihrer Änderungsformel verwendet haben, oder verstärkte und detailliertere Bilder.

Zum Beispiel: Falls Sie immer in Aufregung geraten, wenn Sie eine Rede halten sollen, dann könnten Ihre Suggestionen lauten: „Ich werde beim Sprechen entspannt sein. Ich sehe mich als hervorragenden, interessanten Redner. Während ich spreche, bin ich ruhig und entspannt. Das Publikum entspannt mich.“ Während Sie sich diese Suggestionen erteilen, müssen Sie sich innerlich vorstellen, wie Sie zum Publikum sprechen: entspannt – selbstsicher – interessant – gelassen – voll Ruhe.

Selbst wenn Sie sich diese verbalen Instruktionen Wort für Wort erteilen, können Sie den Erfolg vereiteln oder vermindern. Das Wesentliche ist Ihre Einstellung.

Die Wichtigkeit der Einstellung während einer positiven Veränderung

Bill, ein zwanzig Jahre alter Junggeselle, war intelligent und äußerlich attraktiv, doch seit seiner frühen Kindheit sehr schüchtern. Aus dieser Kinderzeit hatte er noch ein paar Freunde, doch waren nie neue hinzugekommen. Seit Beendigung der Schule hatte er die gleiche Stellung, und sein gesellschaftliches Leben war auf die gleichen Orte und die gleichen Leute beschränkt. Er ging zum Essen nur in ein oder zwei Restaurants. Alle Einladungen, woanders hinzugehen, lehnte er ab, und mit der Zeit wurde er immer ängstlicher.

Nach einer Weile entwickelte er Ängste vor Dingen, die körperliche Schädigungen hervorrufen konnten – Angst vor Flugzeugen, Eisenbahnen, Brücken, Aufzügen. Er fuhr und ging noch über Brücken, doch mit immer größerer Angst. Als er zu mir kam, war sein angestrebtes Ziel Selbstvertrauen. Sein Wunsch war, sich sicher zu fühlen. Im Laufe der Übungen, die ich ihm beibrachte, schien seine Besorgnis um die Meinungen anderer Leute abzunehmen, und er begann sich immer mehr auf eigene Beine zu stellen.

Doch seine Einstellung zu sich selbst ließ immer noch viel zu wünschen übrig. Die Autogenic-Übungen machte er mit einem Gefühl der Resignation, als täte er mir damit einen Gefallen und erwarte nicht wirklich, daß sein Leben sich dadurch ändern würde. Immerhin gab er zu, daß verschiedene Leute ihm gesagt hatten, er wirke ruhiger und sicherer, und er war auch unternehmungslustiger und weniger ängstlich geworden und hatte einige neue Dinge ausprobiert. Doch wirkliche Unternehmungslust entwickelte er nicht. Sein Zustand besserte sich, aber er ließ diese Besserung nur in Grenzen zu.

Ich sah Bill ein paar Jahre nicht, und als ich ihm wieder begegnete und wir uns unterhielten, erzählte er mir, daß er seine Stellung gewechselt hatte, verheiratet war, einen zwei Jahre alten Sohn hatte und daß sein Selbstgefühl ein wenig besser war. Doch das schien er nur zögernd zuzugeben.

Ich glaube nicht, daß Bill jemals wirklich frei werden wird. Vielleicht waren die Veränderungen, die bei ihm stattgefunden hatten, alles, was er an Veränderungen zulassen konnte. Möglicherweise wird er in seinem späteren Leben einige weitere Fortschritte machen – falls sich seine Einstellung ändert.

Es gibt bezüglich Ihrer Einstellung drei wesentliche Voraussetzungen, die vorhanden sein müssen, damit Autogenic voll wirksam sein kann:

1. *Glaube.* Sie müssen glauben, daß die Suggestionen, die Sie sich geben, verwirklicht werden können. Sie müssen glauben, daß das, was Sie erreichen wollen, möglich ist.
2. *Erwartung.* Wenn Sie sich eine Suggestion erteilen, müssen Sie erwarten, daß Sie die gewünschte Wirkung haben wird. Wenn Sie sich suggerieren, daß Sie den Arm nicht heben können, müssen Sie erwarten oder damit rechnen, daß dies wirklich so sein wird.
3. *Wunsch nach Veränderung.* Sie müssen ein starkes Verlangen nach der von Ihnen angestrebten Veränderung haben. Sie müssen wirklich dafür motiviert sein. Sie müssen bereit und eifrig bestrebt sein, das von Ihnen gewünschte Ziel zu erreichen.

Wie ändert man seine Einstellung? Natürlich kann Autogenic nicht bewirken, daß eine negative Einstellung sich ändert, wenn gerade diese Einstellung dem Erfolg im Weg steht.

Vielleicht werden Sie sagen, daß eine Änderung Ihrer Einstellung vor allem meine Sache sei. Und das ist ja auch der Zweck dieses Buches. Ich erzähle Ihnen von den Erfolgen anderer Menschen, weil ich Sie davon zu überzeugen hoffe, daß Veränderungen in Ihrem Leben nicht nur möglich, sondern erreichbar sind. Mit den auf diesen Seiten dargestellten Methoden und einer Stärkung Ihrer Erwartung und Ihres Glaubens wird Ihr Wunsch nach Veränderung konkreter. Sie sind nicht nur bereit, „das Buch wegzulegen und die Übungen zu machen" – Sie können es kaum erwarten.

Zahnärzte sind sich über die Angst ihrer Patienten im klaren und tun alles mögliche, um diese Angst zu lindern. Manche versuchen, mit sanfter Musik die von Angst zerrütteten Nerven zu beruhigen. Andere statten ihre Praxis in sanften Farben aus, damit sie anders erscheint als die traditionelle Zahnarztpraxis. Apparate werden verdeckt und Bilder aufgehängt, die Gebirgs- und Meereslandschaften und andere beruhigende Szenerien zeigen. Mit Pflanzen und Mobiles lenkt man die Patienten von den Instrumenten ab und beschwichtigt ihre Angst. Manche Zahnärzte verwickeln ihre Patienten in ein beruhigendes Gespräch, bevor sie mit der Arbeit beginnen, wobei sie Themen wählen, die den Patienten das Stochern und Bohren vergessen lassen sollen.

All dies wirkt in gewissem Maß. Das Maß hängt von den Erfahrungen, die der Patient früher in Zahnarztstühlen gehabt hat, ab.

Sind dies mit Angst verbundene Erfahrungen, so erwartet er trotz der beruhigenden Ausstattung weitere derartige Erfahrungen. Deshalb geben Zahnärzte sich nicht mit der Ausstattung Ihrer Praxis zufrieden, sondern suchen ständig nach neuen Möglichkeiten, um Schmerz und Unbehagen zu lindern. Nur auf diese Weise können die Erwartung und der Glaube geweckt werden, daß eine zahnärztliche Behandlung nicht mit Schmerzen verbunden ist.

Ihre Erwartung und Ihr Glaube müssen auf Erfolg ausgerichtet sein. Sie müssen nach jedem Zeichen von Erfolg ausblicken, während Sie voranschreiten.

Veränderungen gehen allmählich vor sich. Wenn Sie sich auf Problembereiche konzentrieren, bei denen noch keine Veränderung eingesetzt hat, werden Ihre Erwartung und Ihr Glaube Ihren Fortschritt behindern, statt ihn zu erleichtern. Dann arbeiten Sie gegen sich selbst.

Manche von uns sind in Ihrer Einstellung in ihrem Verhalten so festgefahren, daß sie meinen, ein Wunder wäre nötig, um sie zu verändern. Doch Autogenic bewirkt solche Wunder. Sie müssen nur bereit sein, sie zu bemerken, wenn sie sich ereignen.

Nicht alle von uns sind bereit, Wunder zu akzeptieren.

Sie kennen vielleicht die Geschichte von dem Mann, der einen Hund besaß, der übers Wasser laufen konnte. Aus Angst, man würde ihn für verrückt halten, traute er sich nicht, irgendwem von diesem Hund zu erzählen. Eines Tages lud sein Nachbar ihn ein, mit ihm Enten jagen zu gehen. Als eine Ente getroffen wurde und in den Teich fiel, befahl er seinem Hund, sie zu holen. Der Hund rannte über das Wasser und brachte die Ente. Der Mann schaute seinen Nachbarn an. Dessen Gesicht verriet keinerlei Überraschung.

Als das gleiche noch einmal geschah, und der Nachbar wieder keine Reaktion zeigte, fragte ihn der Mann: „Haben Sie nichts Merkwürdiges an meinem Hund bemerkt?“

„Doch“, erwiderte der Nachbar, „er kann nicht schwimmen.“

Rechnen Sie mit Wundern.

Autogenic-Befehle, die wunderbare Befreiung von Angststreß bringen

Als letztes müssen Sie bei der Änderungsformel einen Befehl hinzufügen, den Ihr Geist akzeptiert – einen Befehl, der die Angst aufhebt und in Ruhe verwandelt. Dann beenden Sie die Sitzung, wie bereits erklärt.

Hier einige Befehle, die Sie bei speziellen Ängsten anwenden können. Wenn die Angst, die Sie plagt, nicht angeführt ist, lesen Sie trotzdem diese Befehle und denken Sie sich selbst ein paar Ihrem Fall entsprechende Sätze aus. Achten Sie auf den roten Faden, der sich durch alle diese Befehle zieht – die Bekräftigung von Ruhe und Wohlbefinden.

Angst vor Höhen. „Ich weiß, daß Höhen ein Teil des Lebens sind. Ich kann mir Höhen ohne Angst vorstellen. Ich fühle mich bei allen normalen Erlebnissen ruhig und sicher. Ich empfinde meine Sicherheit als positiv.“

Angst vor geschlossenen Räumen „Ich bin mir völlig bewußt, wie groß und sicher der Raum in Wirklichkeit ist. Ich kann ihn betreten und verlassen, wie es mir gefällt. Ich fühle mich in jedem Raum, ob groß oder klein, ruhig und sicher.“

Angst vor Menschen. „Menschen erweitern meine Lebenserfahrung. Die Begegnung mit neuen Menschen erweitert mein Verständnis und vermittelt mir neue Perspektiven. Ich bin von meinem eigenen Wert voll überzeugt. Ich verstehe mich mit allen Menschen gut.“

Angst vor Insekten. „Insekten (oder Ratten, Fledermäuse usw.) machen mir Angst. Ich bin völlig ruhig. Ich bin Herr über solche niedrigen Lebensformen. Mir ist klar, daß solche Dinge existieren, mir aber nicht schaden können."

Angst vor fremden Orten. „Ich bin bereit, meinen Lebensbereich zu erweitern und neue Eindrücke zu genießen. Ich freue mich über neue Orte und neue Situationen. Ich bin immer ich selbst und überall ruhig und entspannt."

Angst vor Krankheit. „Ich bin überzeugt, daß mein Körper vor Krankheit sicher ist. Ich sehe mich gesund und erwarte für mich vollkommene Gesundheit."

Angst vor Dunkelheit. „Ich akzeptiere Dunkelheit als Teil des normalen Lebens. Ich bin an dem Ort, ob hell oder dunkel, völlig entspannt."

Angst vor öffentlichen Auftritten. „Das Publikum ist mir gleichgültig. Ich kann mich leicht auf ein oder zwei Personen im Hintergrund konzentrieren. Ich bin völlig ruhig und sicher und kann mich vollkommen auf meine Aufgabe konzentrieren."

Angst vor Hunden. „Die meisten Hunde sind meine Freunde. Sie drücken sich durch Bellen und Bewegung aus. Hunde sind liebevoll und treu. Ich kann mir vorstellen, wie ich ohne Angst mit Hunden umgehe."

Angst vor Aufzügen. „Aufzüge werden regelmäßig inspiziert und sind sicher. Ich kann sie vertrauensvoll benützen. Ich bin beim Betreten eines Aufzuges entspannt und weiß, daß ich am Leben teilnehme."

Angst vor dem Fliegen. „Ich vertraue vollkommen darauf, daß Flugzeuge sicher sind. Ich weiß, daß Fliegen die sicherste Art des Reisens ist. Ich fühle mich während eines Fluges wohl und entspannt und genieße das Erlebnis."

Angst vor unbekannten Nahrungsmitteln. „Ich bin bereit, mein Geschmacksempfinden zu erweitern. Ich bin bereit, beim Essen Neuland zu betreten. Abwechslungsreiches Essen trägt zu einer ausgeglichenen Ernährung bei und kann meine Lebenserfahrung vergrößern."

5. Kapitel

So beherrschen Sie mit Autogenic Wut, Depression und andere Emotionen

„Wenn Sie wütend werden, holen Sie tief Luft und zählen Sie beim Ausatmen bis zehn."

Wie oft haben wir diesen Rat gehört. Es ist ein guter Rat. Doch er beseitigt nur das Symptom, nicht die Ursache.

In diesem Kapitel beschäftigen wir uns mit den Ursachen von Wut, Ärger, Depression und anderen häufigen, doch unerwünschten Haltungen und Empfindungen, die uns negativ beeinflussen. Wir tun dies nicht auf der Ebene von „Meine Schwiegermutter macht mich wütend" oder „Meine Arbeit deprimiert mich", sondern wir wollen untersuchen, wie unsere Einstellung zu uns selbst die Ursache solcher Emotionen sein kann.

Wir analysieren und korrigieren die Programmierung, die uns mit Wut oder Depression oder Frustration oder Angst reagieren läßt. Manche dieser Programmierungen können auch dazu führen, daß wir auf eine Weise reagieren, die zu sexueller Frigidität oder Impotenz führt. Wir können falsche Eintellungen oder Neurosen entwickeln, Gefühle von Unsicherheit und Minderwertigkeit. Oder perönliche Eigenheiten, die uns unseren Kollegen, unseren Freunden und unserer Familie entfremden.

Es ist herzzerreißend, ansehen zu müssen, wie sich tüchtige, fähige Menschen von den einfachsten Lebensproblemen kaputtmachen lassen, obwohl doch nur einige tägliche Minuten der Umprogrammierung durch Autogenic solch menschliches Unglück verhindern oder beseitigen können.

Niemand ist so „verloren" wie ein Mensch, der fort von uns auf jenes von Nebel umhüllte Meer hinaustreibt, das Depression genannt wird.

Depressionen scheinen eine immer mehr um sich greifende Epidemie zu sein. Die meisten Psychiater stimmen darin überein, daß der größte Prozentsatz ihrer Fälle zur Rubrik der Depressionen gehört. In einer Vorlesung, die ich einmal besuchte, fragte ein Student den Professor: „Was ist Depression?" Der Professor antwortete: „Wenn ein Mensch keine Zukunft hat, ist er depressiv."

Manchmal ist es schwer festzustellen, warum Menschen, die wegen Depressionen Hilfe suchen, depressiv geworden sind. Viele von ihnen haben gute gesellschaftliche Beziehungen, ein gutes Familienleben, und einen befriedigenden Beruf und sind trotzdem in einem ständigen Zustand der Depression. Es ist, als ob sie keine Freude am Leben haben, als ob sie an nichts, was ihnen widerfährt, etwas Gutes sehen können. Sie glauben, keine Zukunft zu haben.

Mark war einer von diesen Menschen. Er nahm seit Jahren Tranquilizer. Er wußte nicht, weshalb er depressiv war, doch er befand sich Tag und Nacht in einem depressiven Zustand. Mit ihm zusammen zu sein, war alles anderes als angenehm. Er hatte mit seinen 28 Jahren eine gute Stellung, doch nichts im Leben interessierte ihn. Stunden um Stunden saß er vor dem Fernseher und sah sich alles an, was über den Bildschirm lief. Es war eine Art von Flucht.

Er wohnte mit seiner Mutter in einem kleinen Haus in Westchester und war Geschäftsführer eines Herrenbekleidungsgeschäft, das sich nicht weit von seiner Wohnung befand. Er war von allen möglichen Ängsten und Befürchtungen erfüllt, hatte bereits verschiedene Psychologen und Psychiater konsultiert und an den est-Seminaren teilgenommen, doch alles ohne Erfolg.

Häufig versuchte er auszugehen, manchmal in eine Bar, eine Disco oder zum Tennisspielen. Doch nichts interessierte ihn. Meistens beendete er solche Expeditionen mit einem Gefühl der Erleichterung, eilte nach Hause und setzte sich wieder vor seinen Fernseher.

Er hatte ein gesundes Interesse an Frauen, traute sich aber nicht, den Versuch einer Verabredung zu machen, weil er fürchtete, zurückgewiesen zu werden. Das trug dazu bei, ihn noch mehr zu deprimieren.

Eine junge Dame riet ihm, sich an uns zu wenden. Sein Ziel war, Zuversicht und Selbstsicherheit zu gewinnen. Doch schon an der Art, wie er von diesem Ziel sprach, merkte man, wie unsicher er sich war und wie er an seiner Fähigkeit, es zu erreichen, zweifelte. Nach einigen Autogenic-Sitzungen begann er sich jedoch zu verändern. Zum Beispiel sprach er von seinen Gefühlen – und analysierte sie. Wenn er depressiv war, versuchte er den Grund herauszufinden. Was war geschehen? Warum hatte das Geschehene seine Stimmung so stark beeinflußt? Er begann jedes Erlebnis als ein separates Geschehnis zu betrachten und nicht mehr ständig nur Unheil zu erwarten.

Mark ist auch heute noch äußerst scheu und unsicher. Er fürchtet immer noch alles ihm Neue, doch er wird jetzt mit dem Leben fertig – mit einer Sache nach der andern –, und er läßt nicht mehr zu, daß ihn Gefühle befallen und verstärken, ohne daß er ihnen auf den Grund geht und etwas gegen sie tut. Er braucht keine Tranquilizer mehr, um sein Leben zu bewältigen. Er ist nicht mehr depressiv. Er weiß, daß es eine Zukunft gibt.

Wir wollen nun untersuchen, auf welche Weise die Autogenic-Formeln für Stimmung, Entspannung und Änderung gegen jene Art von Problemen angewandt werden können, unter denen Mark litt.

Streß hat viele Gesichter

Sie haben eine Stellung bei einer Botschaft der Vereinigten Staaten. Es ist Ihr erster Posten im Ausland. Sie haben sich immer gewünscht, im diplomatischen Dienst zu arbeiten. Es ist eine angenehme, verantwortungsvolle Position. Es macht Ihnen Freude, die Sehenswürdigkeiten des fremden Landes, in dem Sie nun leben, zu besichtigen. Was für eine ideale Tätigkeit!

Dann überfallen eines Tages bewaffnete Aufständische die Botschaft und nehmen Sie als Geisel fest. Aus dem guten Leben ist ein Leben im Gefängnis geworden. Jeder Tag kann Ihr letzter sein. Das ist Streß in seiner schlimmsten Form. Was würden Sie tun?

Richard Queen bekam Multiple Sklerose. Es ist nicht leicht, Multiple Sklerose zu bekommen. Viel öfter bekommen Menschen von Streß Kopfschmerzen, Magengeschwüre oder Arthritis. Als er im Juli 1980 nach achtmonatigem Streß freigelassen wurde, begannen die MS-Symptome, die in Lähmungen und einer Schwächung der Sehkraft bestanden, sich plötzlich zu bessern.

Die Beseitigung von Streß führt zur Beseitigung der meisten körperlichen und psychischen Probleme.

Auf einer Skala mit 100 Punkten, die zur Messung streßerfüllter Lebenssituationen aufgestellt wurde, wird der Tod eines Ehepartners mit 100 Punkten bewertet. Eine Heirat mit 50 Streßpunkten. Sogar Weihnachten kann für viele Menschen mit Streß verbunden sein und rangiert bei 12 Punkten.

Das Blaue-Weihnachten-Syndrom hat schon Menschen ins Krankenhaus gebracht. Früher verheiratete Personen, die jetzt, weil sie geschieden sind oder der Ehepartner gestorben ist, allein leben, sind dafür besonders anfällig. Psychologen wissen, daß ein Mensch, der sein gewohntes Rückhaltsystem verloren hat, an Familienfeiertagen in akuten Streß geraten kann, weil die äußeren Umstände Erinnerung an früher hervorrufen und die stattgefundene Veränderung bewußt machen.

Kummer ist Streß. Wenn er lange anhält, kann er zu Müdigkeit, Depression, Erschöpfung, Verzweiflung und sogar zu psychischem und körperlichem Zusammenbrauch führen.

Traditionelle Ratschläge, die Ärzte zur Bewältigung von Streß erteilen, sind:

- Abarbeiten durch körperliche Betätigungen wie Laufen, Spazierengehen, Golf oder Tennis spielen
- „Von der Seele reden" durch Gespräche mit einem Freund, einem Familienmitglied oder einem Geistlichen
- Sich selbst helfen, indem man etwas für andere tut. Ablenkung von sich selbst lindert Kummer
- Die Sorgen hinter sich lassen, indem man eine interessante Reise unternimmt

Was man *nicht* tun sollte, ist, sich auf eigene Faust selbst zu behandeln. Alkohol und Medikamente können das Ganze nur noch verschlimmern und die Lösung des zugrundliegenden Problems verzögern.

Und ein untraditioneller Rat: Wenden Sie Autogenic an.

Wie man mit Autogenic gegen Depressionen angeht

Die der Wut zugeordnete Temperatur wäre Hitze.

Depression hingegen ist Kälte. Will man Autogenic gegen Depressionen anwenden, dann muß die einzusetzende Stimmungsformel Wärme enthalten.

Als Vorspiel zur Entspannungsformel wird deshalb Ihre Stimmungsformel ein entspanntes Gefühl der Wärme herbeiführen. Sie werden in Ihren Armen und Beinen und dann in Ihrem Solarplexus Wärme hervorrufen. Zur Unterstützunge dieses Prozesses ist eine Taschenlampe hilfreich.

Durch die Vorstellung, daß Ihre Hand warm ist, können Sie tatsächlich die Temperatur um ein oder zwei Grad erhöhen. In der Menninger-Klinik in Topeka, Kansas, stellte man fest, daß Menschen mit starken Kopfschmerzen die Vorstellung half, daß ihre Hände wärmer wurden. Dabei registrierte man ein Ansteigen der Temperatur in den Händen um zwei oder drei Grad, das durch die bessere Durchblutung hervorgerufen wurde. Dadurch, daß mehr Blut in die Hände floß, strömte weniger Blut durch die Adern des Kopfes, und so wurde der die Kopfschmerzen verursachende Druck vermindert.

Durch den Gedanken „Warm“ schaffen Sie die Wärme, die Sie sich vorstellen. Die Arme und Beine brauchen diese Wärme mehr als andere Körperteile, denn sie werden ebenso wie der oberste Stock eines Gebäudes mit Dampfheizung nicht immer ausreichend versorgt. Sind Arme und Beine warm, dann leiten sie die Wärme in den Solarplexus, der als Zentrum des „Fühlens“ gilt.

Die Taschenlampe wird Ihnen helfen, das Wärmegefühl leichter hervorzurufen. Sie legen sie auf den Schoß und richten den Strahl zuerst auf Ihre linke und dann auf Ihre rechte Hand, um sie nacheinander mit Wärme zu erfüllen. Dann legen Sie die Taschenlampe auf den

Fußboden und erwärmen zuerst den linken und dann den rechten Fuß. Schließlich legen Sie sie wieder auf den Schoß, richten den Strahl auf den Bauch und erwärmen den Solarplexus.

Wenn Sie die Taschenlampe einmal auf diese Weise als Hilfsmittel zur Erzeugung des Wärmegefühls benützt haben, brauchen Sie sie kein zweites Mal zusammen mit der Stimmungsformel zu verwenden. Doch am Anfang kann sie eine große Hilfe sein.

Ich sage Ihnen jetzt eine Stimmungsformel zur Erzeugung von Wärme. Sie ist lang genug, daß es sich lohnt, sich von einer anderen Person helfen und sie sich vorlesen zu lassen. Diese Person kann dabei auch den Strahl der Taschenlampe auf den betreffenden Körperteil richten. Oder Sie können den Text auch auf eine Kassette sprechen, ebenso wie bei der langen Entspannungsformel, die Sie übrigens in diesem Kapitel wieder verwenden werden, um die zweite Phase der Drei-Formel-Methode zur Beseitigung von Wut, Depression und anderen persönlichen Problemen herzustellen.

Wenn Sie den Text dieser Stimmungsformel zur Erzeugung des Wärmegefühls auf Kassette sprechen, müssen Sie in der Mitte der Sitzung die Kassetten wechseln. Legen Sie die Entspannungskassette bereit, damit Sie dazu nicht aufzustehen brauchen. Das Öffnen der Augen und das Wechseln der Kassetten wird den Prozeß nicht unterbrechen. Doch wenn Sie aufstehen und herumgehen, kann es passieren, daß Sie die positiven Wirkungen der Stimmungsformel zerstören.

Hier also zum Vorlesen oder zum Aufnehmen auf Kassette die Stimmungsformel zur Anwendung bei den in diesem Kapitel behandelten Problemen. Setzen Sie sich bequem und legen Sie die Hände mit den Handflächen nach oben auf die Schenkel. Legen Sie die Taschenlampe so hin, daß der Strahl auf Ihre linke Hand fällt.

Eine Stimmungsformel zur Erzeugung von Wärme

„Das Licht der Taschenlampe fällt auf deine linke Hand. Du spürst, wie deine linke Hand auf das Licht reagiert. Ein angenehmes Wärmegefühl beginnt sich in deiner linken Hand auszubreiten. Sitz ganz bequem und entspanne dich. Schau jetzt deine linke Hand an. Betrachte sie ganz genau. Achte ganz genau darauf, was für Gefühl du in deiner Hand empfindest. Entspanne deine Hand so gut wie möglich, und während du das tust, wirst du merken, daß bestimmte Dinge geschehen. Konzentriere dich auf alle Gefühle und Empfindungen, vor allem auf das Gefühl von Licht und Wärme. Vielleicht spürst du, daß deine Hand ganz schwer ist. wie sie so völlig entspannt auf deinem Schenkel liegt. Vielleicht spürst du, daß sie ganz warm ist, wie sie so daliegt. Ganz gleich, welche Gefühle du in deiner Hand spürst, achte ganz genau darauf, beobachte deine Hand, bemerke, wie ruhig sie ist, wie sie unbewegt daliegt. Ganz schwer, ganz warm. Du spürst eine kribbelnde Wärme in den Fingerspitzen. Diese Wärme strömt deine ganze Hand."

(Legen Sie die Taschenlampe jetzt so hin, daß das Licht auf Ihre rechte Hand fällt.)

„Das Licht der Taschenlampe fällt jetzt auf deine rechte Hand. Schau deine rechte Hand an. Du spürst, wie deine rechte Hand auf das Licht reagiert. Wieder ist es ein angenehmes, warmes Gefühl. Ein angenehmes, warmes Gefühl in deiner rechten Hand. Achte auf diese Wärme. Wieder durchströmen Licht und Wärme deine Finger. Deine Hände sind warm, schlaff und entspannt. Genieße diese Wärme; spüre, wie sie in deine Handgelenke steigt. Beide Hände sind vollkommen warm, und die Wärme breitet sich zu deinen Handgelenken und Unterarmen aus. Es ist ein Gefühl von glühender Wärme. Verstärke dieses angenehme Gefühl. Spüre, wie warm deine Hände, deine Handgelenke und deine Arme sind. Spüre, wie die Wärme beide Arme hinaufsteigt, bis zu den Schultern."

(Legen Sie die Taschenlampe jetzt so auf den Fußboden, daß sie Ihren linken Fuß anstrahlt.)

„Das Licht der Taschenlampe fällt jetzt auf deinen linken Fuß. Schau, wie dein linker Fuß angestrahlt wird. Empfinde das Licht als Wärme, Spüre, wie dein linker Fuß auf das Licht reagiert und angenehm warm wird. Immer wärmer und wärmer. Konzentriere dich ganz auf die Gefühle in deinem linken Fuß. Lasse ihn warm werden. Genieße die Wärme, die deinen linken Fuß durchströmt."

(Strahlen Sie jetzt Ihren rechten Fuß mit der Taschenlampe an.)

„Das Licht der Taschenlampe fällt jetzt auf deinen rechten Fuß. Schau, wie dein rechter Fuß angestrahlt wird. Empfinde das Licht als Wärme. Spüre, wie dein rechter Fuß auf das Licht reagiert und angenehm warm wird. Immer wärmer und wärmer. In beiden Füßen breitet sich die Wärme jetzt bis zu den Knöcheln aus. Spüre die Wärme in deinen Knöcheln. Spüre, wie die Wärme in deine Beine steigt. Laß die Wärme bis zu den Knien steigen. Spüre, wie angenehm warm deine Knie werden. Spüre, wie beide Schenkel warm werden. Dein linkes Knie und dein linker Schenkel werden wärmer. Du spürst die Wärme. Auch dein rechtes Knie und dein rechter Schenkel werden wärmer. Beide Beine, von den Zehen bis zur Hüfte, sind jetzt herrlich warm. Beide Hände und Arme sind jetzt herrlich warm. Es ist ein angenehmes Gefühl. Du genießt die Wärme in deinen Armen und Beinen."

(Legen Sie die Taschenlampe jetzt so auf den Schoß, daß ihr Strahl auf Ihren Bauch fällt. Sie können sie auch an den Bauch legen.)

„Das Licht der Taschenlampe fällt jetzt auf deinen Solarplexus, gleich über dem Nabel. Du empfindest das Licht als Wärme. Dein Solarplexus wird angenehm warm. Du genießt dieses Gefühl. Du fühlst dich wunderbar wohl. Du spürst, wie die Wärme stärker wird. Während dein Solarplexus wärmer und wärmer wird, fühlst du dich innerlich herrlich wohl. Du freust dich über dieses Gefühl. Deine warmen Arme und Beine und dein warmer Solarplexus erfüllen dich mit dem Gefühl, daß alles gut ist. Du fühlst dich wohl und sicher."

Bei der Anwendung von Autogenic gegen Depression, Wut, Minderwertigkeitsgefühle, Neurosen und Sexualstörungen, die häufig aus diesen Problemen entstehen, möchte ich Sie noch einmal an die Basismethode erinnern:

Erster Schritt: Wenden Sie die obige Stimmungsformel an, indem Sie sich sie vorlesen lassen oder den selbst gesprochenen Kassettentext anhören.

Zweiter Schritt: Wenden Sie auf gleiche Weise die Entspannungsformel an.

Dritter Schritt: Setzen Sie die spezielle Änderungsformel ein, mit der ich Sie auf den nächsten Seiten dieses Kapitels vertraut machen werde.

Louise hatte in den letzten sechs Jahren regelmäßig Valium genommen. Es schien für sie die einzige Möglichkeit, mit ihrem von Depressionen und Hoffnungslosigkeit erfüllten Leben fertig zu werden. Sie sah für sich keine Zukunft außer weiteren Qualen und Leiden. Ihr Mann hatte sich schon lange eine Lebensweise angewöhnt, die sie haßte: er verließ um 7 Uhr morgens das Haus, kam um 6 Uhr abends heim, um 6 Uhr 30 gab es Abendessen, bis 10 Uhr abends machte er ein Nickerchen, und dann ging man zu Bett. Es gab kaum eine Abweichung von diesem Schema. Schon seit mehreren Jahren hatten die beiden fast keine sexuellen Beziehungen mehr.

Sie hatten zwei Kinder, den achtzehnjährigen Harry und den neunzehnjährigen Frank. Die beiden waren eine Quelle ständiger Sorge und Angst – Drogen, Polizei, Familienstreitigkeiten und Frustration. Louise hatte keine Kontrolle mehr über ihr Tun und Lassen, und ihr Vater hatte den Kampf längst aufgegeben. Louise war deprimiert und verzweifelt. Es gab für sie, wie sie mir sagte, keinen Silberstreifen am Horizont.

Ich fragte Louise, was für einen Beruf sie vor ihrer Heirat gehabt hatte. Sie sagte mir, daß sie Sekretärin gewesen sei, doch seit ihrer Eheschließung vor einundzwanzig Jahren nicht mehr gearbeitet hatte. Wir beschlossen, als ersten Zielpunkt Entspannung zu setzen und zu versuchen, ihren Streß zu verringern, damit sie wenigstens die Dinge, die sie tun mußte, in etwas ruhigerem Zustand tun konnte. Louise war dazu bereit und konnte sich nach ein paar Wochen genügend entspannen, um die Valiumdosis, die sie nahm, herabzusetzen. Bald hörte sie völlig mit dem Valium auf und merkte, wie sie mit ihrem Leben besser fertig wurde.

Bald danach rief sie mich an und sagte mir, daß sie eine Schule besuchen wollte, um ihre Sekretärinnenkenntnisse aufzufrischen und sich eine Teilzeitarbeit zu suchen. Ich ermutigte sie dazu. Sie besuchte tatsächlich die Schule und fand später eine Teilzeitstellung bei einer kleinen Schmuckwarenfirma. Nach einem Jahr ging sie zu ganztägiger

Beschäftigung über. Es machte ihr Freude, mit den Anforderungen fertigzuwerden, und sie genoß ihre Unabhängigkeit.

Auch zu Hause gab es einige Veränderungen. Leider führten Harry und Frank ihr Leben weiter, so daß es mit ihnen nach wie vor Probleme gab, doch ihr Mann begann sich mehr um Louise zu kümmern. Er interessierte sich für ihre Bürotätigkeit, und oft sprachen sie abends darüber. Louise hatte innerlich und äußerlich einen neuen Weg eingeschlagen. Sie nahm kein Valium mehr und war nicht mehr depressiv und hoffnungslos. Sie hatte eine Zukunft.

Wenn Sie die Stimmungsformel zur Erwärmung und anschließend die Entspannungsformel anwenden, wird Sie das gleiche warme, entspannte Gefühl erfüllen, das Louise half, ihr Leben zu verändern. Fügen Sie noch spezielle Instruktionen an Ihren Geist für eine positive Wandlung hinzu, dann verziehen sich die Wolken, und die Sonne kommt hervor.

Typische Änderungsformeln, welche die Wolken der Depression hinwegfegen, beinhalten Worte wie stärker, mutiger, zuversichtlicher, fröhlicher und ruhiger.

Diese Worte bewirken Veränderung. Wenn Sie sie jetzt sagen, werden sie Sie wohl kaum mit der Hoffnung erfüllen, daß sie etwas verändern können. Doch wenn Sie sie nach der Anwendung der Stimmungs- und Änderungsformel sagen, wird Sie keine solche Hoffnungslosigkeit erfüllen. Stattdessen wird Sie während und nach der Sitzung ein warmes, entspanntes Gefühl erfüllen. Sie werden tatsächlich mutiger, zuversichtlicher und fröhlicher sein, und vor allem ruhiger.

Ich werde Ihnen sechzehn Bekräftigungen sagen, die diese Veränderungen bewirken. Suchen Sie sich eine, zwei oder drei aus – so viele Ihnen richtig zu sein und leicht zu merken scheinen.

Sagen Sie sie sich am Ende des vorgelesenen oder angehörten Textes vor. Wenn Sie sich dann wachgezählt haben, werden Sie merken, daß sich Ihr Zustand geändert hat. Lesen Sie sie jetzt durch. Suchen Sie sich die passenden aus. Merken Sie sie sich. Dann sind Sie bereit für die Depressionen beendende Autogenic-Sitzung:

- Ich sehe alles positiv und in seiner wirklichen Perspektive

- Ich beschäftige mich weniger mit mir selbst und sehe meine Zukunft positiv
- Ich weiß, daß Selbstmotivation zu Leistungsfähigkeit, Erfolg und Glück führt
- Ich werde jeden Tag positiver und selbstsicherer
- Ich bin ruhiger und gelassener und meine Ziele sind erreichbar
- Ich kann ein positives Selbstbild schaffen und zuversichtlich sein
- Ich erlaube mir nicht mehr, ängstlich oder aufgeregt zu sein
- Ich bin immer weniger leicht zu entmutigen. Ich weiß, daß ich fähig bin, zu tun, was ich mir vornehme
- Ich bin frei von unnötigen Schuldgefühlen und Selbstverachtung
- Ich habe ein positives Selbstbild und bin voll positiver Erwartung
- Ich genieße das Leben und blicke optimistisch in die Zukunft
- Meine Nerven sind stärker und fester, und ich werde mit dem Leben fertig, was auch kommt
- Ich tue meine Arbeit mit Selbstdisziplin und selbstbeherrschung
- Ich freue mich über jeden positiven Fortschritt
- Ich denke immer daran, daß es mein Ziel ist, fröhlich und glücklich zu sein
- Ich anerkenne die Bemühungen anderer und nütze ihre Hilfe, um meine Ziele zu erreichen
- Ich bin innerlich entspannt und bestrebt, Gelegenheiten zu nützen

Wenn Sie die von Ihnen ausgewählten Bekräftigungen wiederholen, sollten Sie sich selbst in dem genannten Zustand sehen. Die Ergebnisse sind noch besser, wenn die Worte von geistigen Bildern begleitet sind.

Streß kann uns, wie schon erwähnt, in viele Richtungen führen. Die gleichen Umstände, die einen Menschen in tiefe Depression treiben, können einen anderen in höchste Wut versetzen.

Das Problem sind also nicht die Umstände, sondern die Art, wie Sie darauf reagieren. Für viele Menschen würden die gleichen Umstände gar kein Problem bedeuten und zu keiner Depression, keiner Wut und zu keiner Persönlichkeitsstörung führen.

Spannungen sind nicht immer schlecht. Spannungen sind ein natürlicher Teil des Lebens. Sie spielen im Leben eine wichtige Rolle. Wenn Hunger keine Art von Streß oder Spannung auslösen würde, würden wir nicht essen. Wenn Durst keinen körperlichen Streß verursachen würde, würden wir nicht die für unseren Körper so wichtige Flüssigkeit zu uns nehmen. Gäbe es keine sexuellen Spannungen, würde die Menschheit aussterben.

Ohne die Fähigkeit, uns anzuspannen, wären wir nicht imstande, mit Schwierigkeiten fertigzuwerden und Situationen zu bewältigen, die uns Schaden zufügen könnten.

Jene von uns, die Freude an sportlichen Wettbewerben haben, als Zuschauer oder Teilnehmer, machen von Spannung positiven Gebrauch. Wir nützen sie als Stimulans. Oft verwandelt sich die Freude, die diese Stimulierung uns macht, in Wut, und auf dem Spielfeld oder auf den Tribünen kommt es zu Schlägereien.

Das Wesentliche ist der Zeitpunkt, zu dem dieses geschieht. Wodurch werden konstruktive Emotionen in destruktive Emotionen verwandelt?

Helen war ein von Wut erfüllter Mensch. Sie wurde mir von einem befreundeten Arzt geschickt, den sie aufgesucht hatte, weil sie ständig müde war. Außerdem fürchtete sie, daß ihr Magen nicht in Ordnung war, da er sie dauernd schmerzte. Der Arzt hatte sie sorgfältig untersucht und nichts Krankhaftes festgestellt.

Als ich mit Helen sprach, sagte sie, sie habe das Gefühl, daß sie das Leben zu ernst nehme. Sie machte sich ständig um alles Sorgen, vor allem um ihre Gesundheit. Sie war ruhelos und konnte sich nicht entspannen; sie klagte, daß sie unfähig sei, sich zu konzentrieren, daß sie sich häufig aufrege und Schwierigkeiten habe, die einfachsten Entscheidungen zu treffen. Nach ihren Wutanfällen hatte sie ein schlechtes Gewissen und war niedergedrückt.

Helen war durchaus kein ungewöhnlicher Fall. Sie zeigte sämtliche Symptome von Streß. Ich fragte ihren Arzt nach seiner Meinung, und er war der Ansicht, daß vermutlich Streß die Ursache für Helens Zustand war.

Helen schien einer von jenen Menschen zu sein, die schon auf geringen Streß negativ reagieren. Bereits als Kind hatte sie zu große Anforderungen an sich gestellt, die ihre Fähigkeiten überstiegen. Mit zunehmendem Alter wuchsen diese Anforderungen noch. Die Folge waren schließlich Erschöpfung und Wut.

Helens Zielpunkt schien völlig klar. Sie mußte die Fähigkeit erwerben, mit den Streßbelastungen in ihrem Leben fertigzuwerden. Bald nachdem sie unter meiner Anleitung mit Autogenic begonnen hatte, setzten bei ihr Veränderungen ein. Diese Veränderungen waren nicht geplant, sondern schienen aus ihrem Innern zu kommen – und zwar, wie sie selbst bemerkte, nach den Autogenic-Sitzungen. Sie berichtete mir von diesen Veränderungen. Erstens, sagte sie, brauche sie keinen Alkohol mehr. Bei den vorangegangenen Besuchen hatte sie nie von Alkohol gesprochen. Ich hatte keine Ahnung, daß sie trank, doch anscheinend tat sie es. Und eine der Veränderungen bestand darin, daß sie Alkohol jetzt mied. Außerdem erzählte sie mir, daß sie angefangen hatte, sich körperlich zu betätigen. Sie ging viel spazieren und hatte begonnen, Tennis zu spielen. Sie ging jetzt auch früher zu Bett und schlief besser. Ich wußte nicht, daß Helen Schlaftabletten genommen hatte. Sie hatte weder dem Arzt noch mir etwas davon gesagt. Doch nun hatte sie damit aufgehört.

Eine weitere Veränderung war, daß Helen klar wurde, daß sie großes Selbstmitleid gehabt hatte, und nun hatte sie sich vorgenommen, sich nicht mehr zu bemitleiden. Sie schien viel mehr zu lachen. Ja, sie lachte sogar über einige ihrer Probleme. Und sie hatte sich darauf eingerichtet, Kompromisse zu schließen, während es vorher immer nur einen Weg für sie gegeben hatte. Jetzt hatte sie keine Angst mehr, einen anderen Weg zu gehen. Schließlich entwickelte sie eine Methode, mit Situationen fertigzuwerden, die sie möglicherweise in Streß bringen würden. Sie gewöhnte sich an, ihre Probleme aufzuschreiben und mit sich selbst darüber zu sprechen. Und manchmal sprach sie auch mit anderen darüber, die ähnliche Probleme hatten.

All diese Lösungen waren bereits in Helens Innern. Der Trick war, sie hervorzuholen – und das tat sie. Sie hatte keine Magenstörungen mehr und war imstande, das meiste, was sie tun wollte, zu tun. Und sie kam besser mit anderen Menschen aus. Helen war nicht mehr wütend und aggressiv.

Ihr Geist kennt die richtigen Lösungen für Sie. Autogenic verhilft Ihnen dazu, sie in Ihr Bewußtsein aufsteigen zu lassen.

Es ist nicht immer so, daß die Befreiung von Wut dadurch stattfindet, daß Ihnen eindeutig klar wird, was Sie tun müssen. Doch ebenso wie Helen ihr Verhalten auf richtige Weise zu ändern begann, werden auch Sie feststellen, daß Ihr Verhalten sich ändert. Diese Veränderungen werden bewirken, daß Sie nicht mehr mit Wut, sondern auf eine konstruktivere Weise auf Streß reagieren.

Die Änderungsformel für Wut veranlaßt den Geist, diese Verhaltensänderungen zur Lösung des Wutproblems hervorzubringen. Setzen Sie diese Formel nach Verwendung der Erwärmungsformel mit der Taschenlampe und der auf Kassette gesprochenen oder vorgelesenen Entspannungsformel ein. Sagen Sie sich, bevor Sie mit dem Zählen die Autogenic-Sitzung beenden:

> „Ich möchte wissen, wie ich auf Streß nicht wütend sondern positiv reagieren kann. Ich bitte meinen Intelligenzfilter, mir zu sagen, wie dies möglich ist. Ich will es wissen. Meine Wut ist im Schwinden. Ich bin bereit, voll Vernunft, Ruhe und Gelassenheit konstruktiv mit allen Situationen umzugehen."

Dann beenden Sie die Sitzung.

Unter den vielen Formen von Streß gibt es einige, die im Bett auftreten.

Die verbreitetsten von ihnen sind die Unfähigkeit des Mannes, eine Erektion zu erreichen, und die Unfähigkeit der Frau, einen Orgasmus zu haben. Andere Probleme, die bei beiden Geschlechtern auftreten, sind Frigidität und Homosexualität.

Diese durch Streß verursachten Störungen führen ihrerseits zu noch mehr Streß. Beide können Energie zehrende, die Lebenskraft zerstörende Krankheiten sein. Autogenic kann helfen.

Beschäftigen wir uns zuerst mit den Männern. Wenn ein Mann nur einmal sexuell versagt – die Ursache können Alkohol, Müdigkeit und andere auch nicht mehr herrschende, besondere Umstände sein –, dann kann es sein, daß er weiteres Versagen erwartet. Angst wirkt auf Sex zerstörerisch. Außerdem programmiert sich ein Mann mit Versagensangst auf Versagen.

Jack war ein durchschnittlich aussehender Mann in den Dreißigern. Sein Problem war, daß er nur dann eine Erektion bekam, wenn er sich vorstellte, er sei ein Soldat, der in ein Haus einbrach, einer Frau befahl, sich auszuziehen und sie dann mit Drohungen zwang, sich ihm sexuell hinzugeben. Da er es oft notwendig fand, diese Phantasien mit wirklichen „Befehlen" zu unterstützen, und er auch entsprechende Requisiten verwendete, war es erforderlich, daß seine Partnerinnen bei all dem mitmachten, wozu sie nicht immer bereit waren.

Jahrelange Psychotherapie konnte Jacks Problem nicht lösen. Als er sich an mich um Hilfe wandte, bat ich ihn, die phantasierten Szenen durchzugehen. Dann bat ich ihn, dies noch einmal in tiefer Entspannung zu tun. Diesmal ließ ich ihn die Teilszenen numerieren. Sein Einbruch in das Haus: Nummer eins. Zugehen auf die Frau: Nummer zwei und so weiter. Als er zu seiner nächsten Sitzung kam, forderte ich ihn auf, sich zu entspannen und nur die Nummern langsam durchzugehen, ohne sich die Szenen vorzustellen. Als er zu Nummer vier kam (die Frau zieht sich aus), hatte er eine Erektion. Ich wies Jack an, sich bei seinem nächsten sexuellen Erlebnis nicht den Phantasien hinzugeben, sondern sich nur auf die Nummern zu konzentrieren. Es war ein voller Erfolg.

Sie können sich durch „Numerierung“ darauf programmieren, eine Erektion zu bekommen.

Stellen Sie sich in allen Details ihr letztes erfolgreiches sexuelles Erlebnis vor. Gehen Sie die Stimmungsformel und die in diesem Kapitel angeführte Entspannungsformel durch und stellen Sie sich dann dieses letzte erfolgreiche sexuelle Erlebnis vor. Numerieren Sie diesmal jede Teilszene.

Tun Sie in Ihrem entspannten Zustand das gleiche noch einmal. Beenden Sie die Sitzung.

Sie haben jetzt Autogenic angewandt, um eine Erektion zu bekommen. Numerieren Sie bei Ihrem nächsten sexuellen Erlebnis jeden Schritt und wählen Sie die Abstände zwischen den Nummern so, daß, wenn Sie bei Nummer acht sind, der richtige Moment für eine Erektion ist.

Wie eine Frau zum Orgasmus kommen kann

Was eine Frau am meisten daran hindert, beim Sexualakt einen Lusthöhepunkt zu erreichen, ist Spannung. An der Spannung ist hauptsächlich die heute noch herrschende, aus der viktorianischen Zeit stammende Meinung schuld, es sei für eine Frau sündhaft, Sex zu genießen. Wenn die ersten sexuellen Erlebnisse durch dieses Schuldgefühl verdorben werden, kann sich dies, obwohl kein Anlaß zu solchen Empfindungen besteht, auf eine eheliche Beziehung auswirken.

Andere Gründe für Orgasmusunfähigkeit bei Frauen sind Angst vor Schwangerschaft, Angst vor Schmerzen und Angst, mit einer Geschlechtskrankheit angesteckt zu werden. Alle diese Ängste rufen Spannungen hervor. Verhindert irgendeine Spannung den Orgasmus, dann bewirkt dies eine neue Spannung: die Angst, keinen Orgasmus zu bekommen und wie beim Mann entsteht ein sich ständig wiederholendes Problem.

Mit Autogenic können Sie diesen Teufelskreis durchbrechen. Wenn

Sie eine bis mehrere Stunden vor dem Sexualakt die Erwärmungs-, Stimmungsformel und die Entspannungsformel durchgehen, sind die Voraussetzungen für ein spannungsfreies Erlebnis geschaffen.

Besiegeln Sie das Ganze mit einer einfachen Änderungsformel:

> „Die Entspannung, in der ich mich jetzt befinde, wird sich während des Liebesspiels wieder einstellen. Ich werde herrlich entspannt sein."

Beenden Sie dann die Autogenic-Sitzung, indem Sie sich wie üblich wachzählen. Und überlassen Sie das übrige der Natur.

Manchmal beginnen die Schwierigkeiten der Frau vor dem Sexualakt. Es kann sein, daß eine Frau kein Verlangen hat, sich auch nur auf das dem Sexualakt vorangehende Vorspiel einzulassen. In diesem Fall liegt etwas ähnliches wie eine Phobie vor, und es ist möglich, sich durch die desensitivierende Methode im 4. Kapitel sich davon zu befreien.

Ein klassischer Fall dieser Art ist der einer Frau, die Angst vor dem männlichen Sexualorgan hatte. Dies wirkte sich natürlich ungut auf ihre Ehe aus. Ihr Therapeut wies sie an, in ein Museum zu gehen und sich fünfzehn Meter vor die Statue eines nackten Mannes zu stellen. Diesen Besuch sollte sie täglich wiederholen und jedes Mal ein Stück näher herantreten. Wenn sie irgendwelche Angst spürte, was bedeutete, daß sie den Prozeß zu schnell absolvierte, sollte sie mit kleineren Schritten noch einmal beginnen. Wenn sie imstande war, ohne Angst direkt vor der Statue zu stehen, sollte sie die Genitalgegend berühren. Ihre nächste Aufgabe war, das Ganze in Zusammenarbeit mit ihrem Ehemann daheim im Wohnzimmer zu wiederholen, d. h. immer näher zu treten, bis sie seine Genitalien ohne Angst berühren konnte. Schließlich wurde in kleinen Schritten der Kontakt zwischen den Sexualorganen erreicht, bis es möglich war, den Sexualakt ohne Angst zu vollziehen.

Ich meine, wenn Sie sich den obigen Ablauf daheim in Ihrem Wohnzimmer im Entspannungszustand bildlich vorstellen, so wird dies die gleiche Wirkung haben, ohne daß Sie ins Museum gehen oder Ihren Mann in Anspruch nehmen müssen. Durch kleine geistige Schritte wird die Sexualphobie ebenso gut desensitiviert.

Wenn Sie an sexueller Frigidität leiden, können Sie dagegen angehen, indem Sie eine Art Drehbuch verfassen und sich die einzelnen Szenen Schritt für Schritt in Zusammenhang mit der Änderungsformel bildlich vorstellen. Oder Sie können zeitlich zurückgehen und die Ursache mit Hilfe Ihres Pendels herausfinden.

Mit dem Pendel können Sie durch eine Reihe von Fragen alle nur erdenklichen Möglichkeiten erfassen – Stoffwechselstörungen, Phobien, Kindheitserlebnisse. Sobald Sie die Ursache festgestellt haben, ergibt sich die für Sie passende Änderungsformel von selbst.

Sie können sich von Frigidität befreien, indem Sie sich die Ursache bewußt machen und die Verbindung auflösen. („Daß Onkel Bill sich vor mir entblößt hat, liegt weit in der Vergangenheit zurück. Ich verzeihe ihm. Dieses Erlebnis hat heute keine Wirkung mehr auf mich. Ich bin davon frei.“)

Homosexualität, Neurosen und andere Persönlichkeitsstörungen

Sexuelles Interesse an Angehörigen des gleichen Geschlechts kann physiologische Ursachen haben oder auf psychische Weise erworben worden sein.

Wir empfehlen Autogenic nicht, wenn das Problem in den Genen liegt, obwohl es Fälle gibt, in denen das Verhalten durch Therapie verändert wurde. Nicht angebracht finden wir Autogenic ebenfalls dann nicht, wenn die Homosexualität akzeptiert und keine Änderung gewünscht wird.

Es gibt jedoch viele Homosexuelle, vor allem im Anfangsstadium, die eine Änderung ihres Verhaltens wünschen. Ihnen empfehlen wir eine Reihe von Autogenic-Sitzungen, bei denen die Erwärmungs-Stimmungsformel in diesem Kapitel, die Entspannungsformel und eine Reihe von bildlich vorgestellten Veränderungen in Zusammenhang mit der Änderungsformel eingesetzt werden, von Desinteresse am gleichen Geschlecht bis zu leidenschaftlichem Interesse für das andere Geschlecht.

Ist kein Fortschritt zu erzielen, dann kann sich die Verwendung des

Pendels zur Feststellung eines verursachenden Ereignisses als nötig erweisen. Hat man das Ereignis gefunden und verarbeitet – dazu gehört, daß man anderen beteiligten Personen verzeiht –, so wird die Ursache entschärft. Daraufhin können Sie mit größerer Aussicht auf Erfolg zur Änderungsformel mit den bildlichen Vorstellungen zurückgehen.

Bei Phobien, Ängsten und Neurosen – funktionalen Emotionsstörungen – kommen abnorme Verhaltensweisen vor. Es gibt auch viele Neurosen, bei denen keine Ängste oder Phobien auftreten. Man darf diese jedoch nicht mit Psychosen verwechseln, bei denen es sich um schwere geistige Störungen handelt, die durch abnormes Verhalten – intellektuell und sozial – sowie durch einen teilweisen oder völligen Rückzug aus der Realität gekennzeichnet sind.

Personen mit einer Psychose oder mit psychotischen Reaktionen sollten Hilfe bei einem professionellen Therapeuten suchen.

Menschen mit einer Neurose oder neurotischen Störungen können sich selbst mit Autogenic helfen, doch wird auch in diesen Fällen die Konsultation und Supervision eines Therapeuten empfohlen.

Es wäre eine zu große Vereinfachung, zu behaupten, daß alle Neurosen auf die gleiche Weise behandelt werden können. Doch die meisten Persönlichkeitsstörungen und -Defekte werden auf die in diesem und im vorigen Kapitel dargestellten Methoden ansprechen.

- Wenden Sie die Erwärmungs-Stimmungs-Formel an
- Wenden Sie die Entspannungsformel an (vorlesen oder Kassette)
- Wenden Sie die desensitivierenden bildlichen Vorstellungen an
- Wenden Sie die positiven Bekräftigungen zur Veränderung an
- Beenden Sie die Autogenic-Sitzung

Sie können eine oder mehrere der früher in diesem Kapitel angeführten positiven Bekräftigungen benützen. Oder Sie können einige der nachstehenden spezifischeren verwenden oder hinzufügen, falls Sie Ihr Problem besser „treffen“:

- „Ich beherrsche mein Leben und meine Emotionen.“

- „Ich bin ein fähiger und liebenswerter Mensch und sehe, wie ich wachse und leistungsfähiger werde."
- „Ich lebe in einem Universum, in dem Ordnung herrscht und in dem ich einen interessanten Platz einnehme."
- „Ich bin mir meiner Rolle als (Mann, Frau) und meines Weges sicher."
- „Ich bin diszipliniert und optimistisch."
- „Ich bin mir meiner sicher, stark und glücklich."
- „Ich blicke selbstsicher und sorglos in die Zukunft."
- „Ich empfinde für andere Wärme und Verständnis und komme mit anderen gut aus."
- „Ich weigere mich, negativ zu denken und ersetze alle negativen Gedanken durch positive."
- „Ich mag mich und fühle mich mit mir selbst wohl. Ich bin eins mit mir selbst."

Tun Sie's. Die Zeit, die Sie aufwenden, ist gering im Vergleich zu dem wunderbaren neuen Leben, das Sie erwartet.

6. Kapitel

Innerer Friede durch Autogenic

Wir alle suchen inneren Frieden.

Kurze Unterbrechungen des inneren Friedens sind willkommen, zum Beispiel durch ein spannendes Buch, ein Fußballspiel oder eine halbe Stunde mit der Abendzeitung. Doch längere Zeiten der Spannung, der Unentschlossenheit oder des Konflikts erfüllen uns mit einem starken Verlangen nach innerem Frieden.

Wir wissen bereits, wie wir uns mit Autogenic von einigen der wichtigsten Zerstörer des inneren Friedens befreien können: von gesundheitlichen Störungen, streßerfüllten Ängsten und Phobien, Depressionen und Neurosen.

In diesem Kapitel wollen wir uns mit einigen der alltäglichen Probleme befassen, die den inneren Frieden stören: den flüchtigen Geschehnissen, die das Leben – je nachdem, wie wir auf sie reagieren – zu einem Problem oder einem Vergnügen machen.

Autogenic kann uns helfen, mit Geschehnissen fertig zu werden, die ansonsten Kummer, Verwirrung, Langeweile, Unentschlossenheit, Ungeduld oder Nervosität auslösen würden.

Durch Anwendung von Autogenic können wir solche negativen Reaktionen reduzieren, ja oft völlig beseitigen und statt dessen inneren Frieden erlangen.

Möchten Sie erfolgreich im Geschäftsleben sein? Das ist für viele Menschen ein wichtiges Ziel. Dr. Stone, mein Mitautor, hat die Funktion eines Beraters bei der U.S. Small Business Administration. Er hat mit zahllosen Menschen zu tun, die bei ihren Bemühungen, geschäftlich voranzukommen, mit Problemen konfrontiert werden, die sie mit Verwirrung, Ungeduld und Unentschlossenheit erfüllen.

Und auch ich sehe in meiner Praxis viele solche Leute. Zum Beispiel Leonard.

Er war Witwer. Was ihn am meisten plagte, war seine Unentschlossenheit, und er litt unter Anfällen von Depression, Frustration und Labilität. Lassen Sie mich seine Geschichte erzählen.

Als Leonard Maria kennenlernte, war er Geschäftsführer einer Nahrungsmittelfabrik. Maria hatte einen kleinen Partyservice, der für Haushalte die Vorbereitung von Parties, die Zubereitung der Mahlzeiten und so weiter übernahm.

Sie machten gemeinsam viele Reisen, doch nach elfjähriger Ehe wurde Maria krank und starb bald danach an einer seltenen Blutkrankheit.

Während ihrer Ehe hatte Leonard Maria bei ihrem Partyservice oft geholfen – beim Aufräumen, Geschirrspülen und manchmal beim Kochen. Nach Marias Tod arbeitete Leonard weiter in der Fabrik, und von Zeit zu Zeit erhielt er Anrufe von Leuten, die den Partyservice in Anspruch nehmen wollten. Meistens wußten sie nicht, daß Maria gestorben war. Leonard übernahm zusammen mit einem Gehilfen die Abwicklung dieser Parties und hatte so mehrere Jahre zwei Berufe: Geschäftsführer der Fabrik und Partyarrangeur.

Als ich Leonard zum ersten Mal sah, erzählte er mir, daß er völlig erschöpft sei und daß die beiden Jobs einfach zu viel für ihn wären. Er war in einem Zustand allgemeiner Depression und Frustration und sagte, am liebsten würde er den Partyservice weiter ausbauen und seine andere Stellung aufgeben. Doch er fühlte sich nicht fähig, den Partyservice genügend zu erweitern, um davon leben zu können. Leonard verdiente damals etwa 35 000 Dollar im Jahr, davon 10 000 Dollar mit dem Partyservice.

Ich fragte Leonard, ob es wirklich sein Ziel sei, mit dem Partyservice Erfolg zu haben. Er schwieg eine Weile und sagte dann: „Ja, das ist es." Ich bat Leonard, es sich bequem zu machen – wir würden festzustellen versuchen, ob er dieses Ziel erreichen konnte. Er schien begeistert von der Aussicht, daß seine Unentschlossenheit nun ein Ende finden würde.

Als Leonard genügend entspannt war, fragte ich ihn, ob sein

Intelligenzfilter damit einverstanden sei, auf dieses Ziel hinzuarbeiten. Ich wartete, ob sein Finger – auf eine Weise, die Sie in diesem Kapitel kennenlernen werden – das Zeichen für Ja geben würde, doch es kam kein Ja. Ich fragte Leonard, ob es ein Hindernis gab.

„Hält Sie etwas davon ab, positiv zu reagieren?“ Er machte mit dem Finger das Zeichen für Ja.

„Wissen Sie, was es ist?“ fragte ich. Der Finger bewegte sich nicht, was Nein bedeutete.

Ich bat Leonard, seinem Geist zu erlauben, das Hindernis zu untersuchen und zu beseitigen und mir mit dem Finger Bescheid zu geben, wenn es beseitigt war. Sofort hob Leonard den Finger. Ich dachte, Leonard habe mich nicht richtig verstanden, und so wiederholte ich meine Aufforderung. Wieder antwortete der Finger sofort. Ich fragte ihn, ob sein Intelligenzfilter nun alles für ihn ordnen könne, und die Antwort war Ja.

Ich sagte, daß das Ganze nun geordnet werden würde und daß er mir ein Zeichen geben solle, wenn dies geschehen sei. Es dauerte eineinhalb oder zwei Minuten, bis er mir das Zeichen gab und wir beendeten die Sitzung.

Leonard sah mich an und sagte: „Wissen Sie, ich glaube, mir ist jetzt klar, was ich tun muß. Ich muß mich in diesen Job reinhängen. Ich muß Leute besuchen. Ich muß ein paar von unseren alten Kunden anrufen und sie um Empfehlungen bitten. Ich muß Geschäftskarten drucken lassen und ein paar Menüs zusammenstellen. Und ich muß mir ein paar gute Hilfskräfte suchen. Ich hab das Gefühl, es wird gutgehen.“

Ich sagte Leonard, wie er die Übungen, die wir gemacht hatten, verstärken konnte. Wie er selbst die Fragen stellen und die Antworten erhalten konnte. Wie er Autogenic selbst anwenden konnte, indem er einfach die Formeln, die wir durchgegangen waren, wiederholte. Zum Schluß bat ich ihn, mich in ein paar Wochen anzurufen und mir zu berichten, wie die Dinge standen.

Leonard rief nicht nach ein paar Wochen an – es vergingen fast drei Monate, und dann kam kein Anruf, sondern ich traf ihn, als ich zu einer Party ging, die er arrangierte. Als er mich sah, schien er etwas verlegen. „Entschuldigen Sie“, sagte er, „aber ich hatte so viel zu tun, daß ich einfach nicht dazugekommen bin, Sie anzurufen.“ Er sagte mir, daß die Wirkung erstaunlich gewesen sei – seine Depressionen, seine Unentschlossenheit und Frustration seien völlig verschwunden und die Arbeit mache ihm riesigen Spaß. Er habe Fähigkeiten in sich entdeckt, von denen er nie etwas geahnt hatte, und mit seiner Firma, die inzwischen auf sechzehn Mitarbeiter angewachsen sei, habe er besten Erfolg. Zum ersten Mal nach vielen, vielen Jahren habe er das Gefühl, sein Geist sei klar und seine Zukunft hell und gesichert.

Und das ist es, was inneren Frieden ausmacht.

Wie Sie wertvolle Antworten aus den tiefen Schichten Ihres Geistes bekommen

Zur Lösung der in diesem Kapitel behandelten, den inneren Frieden störenden Probleme bedarf es der Bereitschaft, sie loszulassen und Ihre Bemühungen, sich zu ändern, wirksam werden zu lassen.

Diese Bereitschaft kann nicht erzwungen werden, doch man kann sie fördern und unterstützen.

Die Stimmungsformel umfaßt das Heben des Zeigefingers zum Zeichen dafür, daß Ihr Geist bereit ist, das Problem zu lösen und Entschlossenheit und inneren Frieden anzustreben.

Hebt sich der Finger nicht als Antwort auf Ihre Frage, dann ist der Geist noch nicht bereit. Dann können Sie die Fingerreaktion benützen, um festzustellen, welche Schritte erforderlich sind, um diese Bereitschaft herbeizuführen.

Zur Herstellung der Verbindung zwischen Ihrem Geist und Ihrem Zeigefinger genügt eine einmalige Sitzung. Den Text für diese Sitzung können Sie sich vorlesen lassen oder selbst auf eine Kassette sprechen und abhören. Weder den Vorleser noch die Aufnahme werden Sie nach dieser Sitzung noch einmal brauchen, denn die Verbindung ist dann hergestellt. Ihr Zeigefinger wird sich, wie bei Leonard, heben, wenn Sie sich entspannen und Ihrem Geist eine Frage stellen, die sich auf ein mit dem inneren Frieden zusammenhängendes Problem bezieht.

Manchen Menschen gelingt dieses Fingerheben ganz leicht – sie brauchen die dafür vorgesehene lange Übung nicht zu machen. Vielleicht möchten Sie Ihre eigene Fähigkeit in dieser Hinsicht testen, bevor Sie die längere Übung durchführen. Hier eine Kurzmethode, die aus zwei Schritten besteht:

Erster Schritt. Wenn du dies gelesen hast, schließe die Augen, lege das Buch weg und beginne. Strecke beide Arme aus, parallel zum Fußboden, die Handflächen nach unten. Stell dir vor, daß an deinem rechten Handgelenk eine schwere Einkaufstasche hängt, voller Waren. Stell dir vor, du spürst das Gewicht dieser schweren Tasche und siehst, wie die Waren zum Teil aus ihr hervorschauen – vielleicht Melonen, Reinigungsmittel und andere schwere Dinge. Du spürst, wie die Tasche deinen Arm herabzieht. An dein anderes Handgelenk ist ein roter Luftballon gebunden. Er ist mit Helium gefüllt und will zur Decke hinaufschweben. Du spürst das Aufwärtsziehen an deinem linken Handgelenk und das Gewicht an deinem rechten Handgelenk. Öffne die Augen und schau deine Arme an. Wenn sie nicht mehr parallel zueinander sind, bist du bereit für den nächsten Schritt.

Zweiter Schritt. Setz dich bequem hin, atme tief ein und entspanne beim Ausatmen deinen Körper. Deine Hände liegen auf dem Schoß, die Handflächen nach unten. Mach dir deine Hände bewußt. Spüre ihr Gewicht auf deinen Schenkeln. Spüre ihre Wärme. Mach dir bewußt, ob ihr Gewicht verschieden ist. Ist die eine Hand leichter als die andere? Die eine wird sich leichter anfühlen, wenn du deine Aufmerksamkeit konzentrierst. Wenn eine Hand sich leichter anfühlt, konzentriere dich auf sie. Spüre, wie diese Hand den Stoff berührt, auf dem sie liegt. Ganz gleich, was du mit dieser Hand spürst, konzentriere dich darauf. Jetzt richte deine Aufmerksamkeit auf den Zeigefinger dieser Hand. Spüre dort die gleichen Empfindungen, vor allem die Leichtigkeit. Der Zeigefinger ist ganz leicht. Jetzt stell dir vor, dein Schoß ist eine altmodische Waage. Deine schwere Hand liegt auf der einen Waagschale, deine leichte Hand auf der anderen. Dadurch hebt sich deine leichte Hand. Spüre dieses

Bestreben, sich zu heben, im Zeigefinger deiner leichten Hand. Du weißt, dieser Finger wird sich heben. Du spürst, wie er immer weniger und weniger auf deinen Schenkel drückt. Diese Konzentration erzeugt einen Nervenimpuls. Der Zeigefinger hebt sich. Vielleicht mußt du dich ein paar Sekunden oder ein paar Minuten konzentrieren, doch er wird sich heben. Während er sich hebt, sage ein paarmal zu dir selbst: „Dieses Heben meines (linken/rechten) Zeigefingers bedeutet Ja." Dann öffne die Augen.

Lesen Sie noch einmal den Ersten Schritt. Dann legen Sie das Buch weg und tun Sie's...

Lesen Sie noch einmal den Zweiten Schritt. Dann legen Sie das Buch weg und tun Sie's...

Eine andere Methode zur Herbeiführung des Fingerhebens

Wenn die gewünschte Reaktion erfolgt ist, dann brauchen Sie diesen Abschnitt nicht zu lesen. Sie können die Stimmungsformel mit dem Fingerheben bereits anwenden und von Ihrem Geist die Zustimmung erhalten, Langeweile, Kummer, Nervosität und ähnliche Hindernisse für Ihren inneren Frieden zu beseitigen.

Ist es Ihnen mit dieser Methode nicht gelungen, das Fingerheben zu erreichen, dann müssen Sie sich auf eine längere Übung vorbereiten, welche die Mithilfe eines Familienmitglieds oder Freundes erfordert, von dem Sie sich die folgende Passage vorlesen lassen; oder Sie können auch in diesem Fall den Text auf eine Kassette sprechen und bei dieser nur einmal durchzuführenden Übung abspielen. Hier der Text*:)

Setz dich bequem in deinen Sessel und entspann dich. Lege beide Hände, die Handflächen nach unten, auf die Schenkel. Schau jetzt auf deine linke Hand. Schau Sie ganz genau an. Achte sorgsam darauf, was für Gefühle, was für Empfindungen du in

* Dieser Text ist für Rechtshänder gedacht. Linkshänder müssen sich auf die rechte Hand konzentrieren, nicht auf die linke.

deiner Hand spürst. Achte auf die Farbe deiner Hand, auf das Gefühl, mit dem sie den Stoff berührt. Entspanne deine Hand so gut wie möglich. Während du sie entspannst, wirst du verschiedenes bemerken. Konzentriere dich auf alle Gefühle, alle Empfindungen, die du bemerkst. Vielleicht spürst du, daß deine Hand ganz schwer wird, während sie völlig entspannt auf deinem Schenkel liegt. Vielleicht spürst du Wärme in deiner Hand, während sie daliegt. Ganz gleich, was – mache es dir vollkommen bewußt. Schau deine Hand genau an. Spüre, wie ruhig sie ist, wie sie völlig entspannt daliegt. In Wirklichkeit bewegt sich etwas in deiner Hand. Bald wirst du diese Bewegung merken. Achte darauf. Beobachte weiter deine Hand. Sollte deine Aufmerksamkeit nachlassen, dann richte sie wieder darauf. Beobachte sie und frage dich, wann die Bewegung wohl spürbar werden wird. Du wirst die Bewegung in deinem Zeigefinger spüren. Konzentriere dich auf den Finger neben dem Daumen deiner linken Hand, auf den Finger neben dem Daumen. Das ist dein Zeigefinger. Gleich wird sich dieser Finger bewegen. Beobachte ihn. Allmählich wirst du eine leichte Bewegung spüren, und wenn die Bewegung beginnt, wirst du merken, daß sich der Finger ganz langsam hebt, ganz langsam hebt. Er wird sich ganz langsam heben, und der Abstand zwischen deinem Finger und deinem Schenkel wird langsam größer werden. Das wird das Zeichen deines Geistes für „Ja“ sein. Er sagt damit: Ja, du bist bereit, dich tief zu entspannen. Wenn du also siehst, daß der Finger sich bewegt, wenn du nur die leichteste Bewegung bemerkst, dann schließe die Augen. Sobald du siehst, daß der Finger sich bewegt, sobald du siehst, daß er sich hebt oder auch nur eine ganz leichte Bewegung macht, schließe sofort die Augen. Das ist das Zeichen dafür, daß du bereit bist, dich zu entspannen. Dein Finger wird leichter, du spürst das Gefühl von Leichtigkeit in deinem Finger, ein Gefühl, als ob er leicht ist wie eine Feder, als ob ein Luftballon ihn hochzieht. Er hebt und hebt und hebt den Finger höher und höher und höher, immer höher und höher. Dieses Fingerheben bedeutet, daß dein Geist Ja sagt. Immer wenn du in Zukunft deinem Geist eine Frage stellst, dann sagt er Ja, indem sich dein linker Zeigefinger hebt, und Nein, indem er sich nicht hebt. Ich zähle jetzt von eins bis zehn. Bei zehn öffnest du die Augen und bist hellwach und fühlst dich wunderbar wohl. Eins, zwei, drei, vier, fünf, sechs, sieben, acht, neun, zehn!

Sie brauchen diese Sitzung kein zweites Mal zu machen. Sie hat ihren Zweck erfüllt und Ihrem Geist eine einfache Möglichkeit verschafft, seine Zustimmung zur Veränderung zu erteilen. Wenn Sie also bereit zu einer Veränderung sind, wird Ihr linker Zeigefinger (bei Linkshänder der rechte) sich heben.

Hebt sich Ihr Zeigefinger nicht, wenn Sie sich zu einer Autogenic-Sitzung hinsetzen und fragen: „Bin ich bereit, meinen Kummer aufzugeben?“ oder eine Frage stellen, die sich auf einen anderen unerwünschten Zustand bezieht, dann können Sie durch zusätzliche Fragen herausfinden, was Sie tun müssen, um bereit zu sein. Mehr über derartige Fragen werde ich Ihnen noch in diesem Kapitel sagen.

Wie man Unentschlossenheit in Zielstrebigkeit verwandelt

Lisle war Computer-Programmierer. Er arbeitete bei einer großen Firma und war auf seinem Gebiet eine gute Kraft. Seine Firma hatte sich vor kurzem mit einer anderen zusammengeschlossen, und man hatte Lisle eine Stellung mit wesentlich besserer Bezahlung angeboten, wenn er sich bereiterklärte, in den Außendienst zu gehen, Computer-Software zu verkaufen und für die Firmen, die diese kauften, Programme aufzustellen.

Der höhere Verdienst reizte Lisle, doch er zweifelte an seinen Verkaufsfähigkeiten und hatte Bedenken, die Bequemlichkeit und Sicherheit seiner bisherigen Stellung aufzugeben. Diese Bedenken quälten ihn Tag und Nacht.

Seine Firma drängte ihn, sich zu entscheiden, und Lisle schob diese Entscheidung schon seit Monaten hinaus. Je länger er sie hinausschob, um so größer wurde seine Angst, potentielle Kunden zu besuchen und möglicherweise abgewiesen zu werden, denn Abweisung würde er, wie er glaubte, nicht ertragen können.

Es war etwas schwierig, ein Ziel festzusetzen, denn Lisle meinte, der einzige Grund, warum er in Erwägung zog, die neue Stellung anzunehmen, sei der, daß seine Firme und seine Frau ihn dazu drängten. Seine Frau war der Ansicht, dies sei eine große Chance, und sie verstand nicht, warum er nicht begeistert zugriff. Ich bat Lisle um eine Fingerantwort auf die Frage: „Wenn Sie die Möglichkeit hätten, Ihre Produkte ohne Ihre jetzigen Befürchtungen zu verkaufen, würden Sie's dann gern tun?" Die Fingerantwort war Ja. Ich bat Lisle, etwas dazu zu sagen. Er erwiderte: „Sicher würde ich's tun, aber ich würde es nicht gern tun, wenn ich mich dabei schrecklich fühlen würde und dauernd diese Abneigung dagegen hätte."

Wir beschäftigten uns näher mit seinen Befürchtungen. Was er am meisten fürchtete, waren Mißerfolg und Ablehnung. Er hatte ein schlechtes Selbstbild und wenig Selbstvertrauen.

Ich fragte Lisle, ob er die nötigen Kenntnisse für den Job habe, was er eifrig bejahte. Wir diskutierten eine Weile über sein Ziel, und ich bat ihn, seinen Intelligenzfilter zu fragen, was sein wichtigstes Ziel sei. Er sagte rasch: „Mein Ziel ist, daß ich kann."

„Wie meinen Sie das?" fragte ich.

„Ich meine damit: Alles tun zu können, was ich mir vornehme."

Als Lisle die Praxis verließ, nachdem ich ihm die Methode beigebracht hatte, wandte er sich noch einmal um und sagte: „Wissen Sie, es gibt Wichtigeres im Leben, als daß nur die Grundbedürfnisse erfüllt werden."

Das Ende dieser Geschichte ist interessant: Lisle nahm die neue Stellung an. Obwohl er seine Tätigkeit nicht gerade liebte, war er ein guter Verkäufer, doch als ihm eine andere Firma eine viel besser bezahlte Stellung anbot, die nicht mit Verkaufen verbunden war, griff er sofort zu. Ich glaube, er weiß jetzt: Wenn er irgend etwas tun will, braucht er sich nur das Ziel „Ich kann" zu setzen und kann es tun. Diese Gewißheit gibt Lisle inneren Frieden.

Haben Sie bemerkt, wie rasch Lisles Intelligenzfilter auf die Frage nach dem Ziel antwortete? Genauso können auch Sie Klarheit durch die Stimmungsformel mit dem Fingerheben erhalten, zum Beispiel hinsichtlich der Frage: „Bin ich bereit, meine (Sorgen, Unentschlossenheit, Langeweile) aufzugeben?“ Und wenn Ihr Intelligenzfilter mit „Ja“ antwortet, wird er Ihnen auch verschaffen, was dazu nötig ist.

Die Antwort kann sofort kommen, während sie noch die Entspannungsformel anwenden, oder sie kann in Form einer blitzartigen Erkenntnis Stunden oder Tage später kommen. Doch sie wird kommen. Wenn sie nicht sofort kommt, kann Ihre Änderungsformel ihr Kommen erleichtern.

Verwenden Sie weiter den auf Kassette aufgenommenen Text der Entspannungsformel oder lassen Sie ihn sich vorlesen und hängen Sie die Änderungsformel an, auf die ich gleich kommen werde.

Ich bemühe mich, Sie in diesem Buch mit möglichst vielen Selbsthilfe-Techniken bekannt zu machen. Doch es bedarf einiger Geschicklichkeit, sich selbst die richtigen Fragen zu stellen – zum Beispiel die Art von Fragen, die ich Lisle stellte und die so schnell Antworten brachten.

Sämtliche Therapeuten meines New Yorker Instituts für Hypnotherapie müssen sich einer wochenlangen Ausbildung in der Petrie-Methode unterziehen, und alle müssen sich für die Mitgliedschaft bei der American Association of Professional Hypnologists qualifizieren. Diese Ausbildung befähigt sie, individuelle Blockierungen zu erkennen und Lösungen zur Beseitigung dieser Blockierungen zu finden.

Therapeuten aus ganz Amerika nehmen an den Ausbildungslehrgängen für unsere Mitarbeiter als Beobachter teil, um diese Techniken zu lernen, und zahlreiche Berufsorganisationen, die interessiert sind, Hypnose als Teil ihrer Behandlungsweisen zu verwenden, benützen mit Lizenzverträgen unsere Methode.

Ich würde Ihnen gern beibringen, mit Autogenic in die tiefsten Winkel Ihres Geistes vorzudringen, doch gelegentlich wird ein Punkt erreicht, wo professionelle Hilfe nötig ist. Es ist immer besser, mit professioneller Unterstützung zu arbeiten, und auch wenn Sie Ihr eigener „Hypnotiseur“ sind, empfehle ich Ihnen professionelle Überwachung durch einen Hypnosefachmann. Manchmal kann ein professioneller Hypnotiseur Dinge erreichen, die für jemanden, der in Selbsthilfe ausgebildet ist, äußerst schwierig wären.

Ich werde Sie mit einigen einfachen Methoden bekanntmachen, mit denen Sie an das Zentrum der Blockierungen, die dem inneren Frieden im Weg stehen, herankommen und diese beseitigen können. Wenn Sie Erfolg haben, meinen herzlichen Glückwunsch, doch der innere Frieden, den Sie auf diese Weise finden können, ist natürlich der höchste Lohn. Sollten Sie jedoch keinen Erfolg haben, dann suchen Sie professionelle Hilfe.

Wie Sie Störfaktoren beseitigen und inneren Frieden erlangen können

Sie haben jetzt die Fähigkeit, mittels Fingerheben von Ihrem Unterbewußtsein ein „Ja“ oder ein „Nein“ als Antwort zu bekommen. Wenn Ihnen diese Programmierung oder Konditionierung mit der angeführten kurzen Methode gelungen ist, dann wird Ihnen die „Ja“-Antwort durch den Zeigefinger erteilt, der leichter wird und sich hebt, wenn er auf die Schale der altmodischen Waage gelegt wird.

Haben Sie die längere Methode zur Programmierung des Fingerhebens benützt, dann gibt Ihnen, wenn Sie Rechtshänder sind, der Zeigefinger Ihrer linken Hand und wenn Sie Linkshänder sind, der Zeigefinger Ihrer rechten Hand die „Ja“-Antwort.

Die Anwendung dieser Technik erfolgt in Verbindung mit der Stimmungsformel. Durch das Fingerheben können Sie erfahren:

1. Ob Sie bereit sind, mit der Entspannungs- und Änderungsformel fortzufahren.
2. Worauf die Änderungsformel zielen soll.

Ich werde nun einige wichtige Probleme vornehmen, eine Reihe möglicher „Ja“- oder „Nein“-Antworten durchgehen und zum Schluß die Änderungsformel nennen, die sich aus diesen Antworten ergibt.

Es ist mir nicht möglich, jede denkbare Situation zu berücksichtigen, doch wenn Sie sich einige ansehen, werden Sie das Wesentliche an dem Prozeß erfassen und können leicht Anwendungsmöglichkeiten für Ihren speziellen Fall finden.

Die richtigen Fragen werden bei Ihnen Ideen auslösen. Es können sofort auftauchende Lösungsmöglichkeiten sein oder positive Gefühle oder Bilder. Diese Bilder und Ideen liefert Ihnen Ihr Intelligenzfilter. Probieren Sie sie aus. Testen Sie sie. Benützen Sie sie. Meistens handelt es sich um die für Sie richtige Antwort, vor allem, wenn Sie sie mit der Frage überprüfen, ob sie konstruktiv, kreativ und/oder positiv sind.

Alte Bilder, die Sie quälen und Ihren inneren Frieden stören, müssen wie im Filmschneideraum herausgeschnippelt und an ihrer Stelle neue Bilder eingesetzt werden. Sehen wir uns jetzt diese Prozedur anhand einiger typischer zerstörerischer Bilder an.

Sorgen. Sitzen Sie bequem und entspannt. Schauen Sie auf Ihren Zeigefinger. Fragen Sie sich, ob Sie bereit sind, Ihre Sorgen aufzugeben. „Bin ich bereit, die Sorgen wegen (des Todes meiner Mutter, meiner Scheidung, meiner Geschäftspleite usw.) aufzugeben?" Warten Sie geduldig auf die Reaktion Ihres Fingers. Wenn der Finger sich nicht in ein oder zwei Minuten hebt, werde ich Ihnen einige Zusatzfragen sagen, die Sie stellen müssen. Hebt er sich, dann sind Sie bereit für diese Änderungsformel (nach der Entspannungsformel):

> *„Alles geschieht so, wie es am besten ist. Meine Düsternis verwandelt sich in Sonnenschein. Ich sehe jedem Tag mit Freude und innerem Frieden entgegen."*

Wenn der Finger durch Nichtheben mit Nein antwortet, können Sie ein paar Tage warten und es dann noch einmal versuchen. Oder Sie können jetzt die Frage „Warum?" stellen. Fragen Sie wieder sich selbst:

> „Soll ich ein paar Tage warten?"
>
> Ein Ja würde bedeuten, daß es klug von Ihnen wäre, Ihren Kummer noch ein wenig zu ertragen und es in drei oder vier Tagen noch einmal zu versuchen.

Nach einer Nein-Antwort – kein Heben des Fingers innerhalb von ein bis zwei Minuten – könnten Sie etwa folgende weitere Fragen stellen:

> *A. „Sind meine Sorgen in Wirklichkeit eine Art von Selbstbestrafung?"*
>
> *B. „Sind meine Sorgen in Wirklichkeit Selbstmitleid?"*
>
> *C. „Ist die Ursache meiner Sorgen in Wirklichkeit Einsamkeit?"*

Fahren Sie mit dieser Art von Fragen fort, bis Sie ins Schwarze treffen. Kommt eine Ja-Antwort durch Heben des Zeigefingers, so können Sie die Änderungsformel anwenden. Hier Änderungsformeln für die obigen Fälle:

A. „Ich kann meine Schuldgefühle aufgeben und mir verzeihen. Die Vergangenheit ist vorbei. Ich werde meine Fehler nicht wiederholen. Ich sehe dem heutigen Tag klar, zuversichtlich und optimistisch entgegen."

B. „Selbstmitleid ist unproduktiv. Ich erlaube mir nicht, mich selbst zu bemitleiden. Ich sehe jedem Tag zuversichtlich entgegen, denn ich habe aus der Vergangenheit gelernt."

C. „Ich bin nie allein. Ich habe meine Familie, meine Nachbarn, meine Kollegen, meine Freunde."

Wenn Sie die Blockierung auf diese Weise behandelt haben, gehen Sie zu „Bin ich bereit?" zurück. Jetzt sollten Sie eine Ja-Antwort bekommen. Dann können Sie die Änderungsformel „Alles geschieht so, wie es am besten ist... " benützen.

Unentschlossenheit oder Verwirrung. Sitzen Sie bequem und entspannt. Schauen Sie auf Ihren Zeigefinger. Fragen Sie sich: „Bin ich bereit, in dieser Sache mit (meiner Arbeit, meiner Wohnung, meinem Haus, meinem Wohnort, ob ich dies oder jenes tun oder nicht tun soll usw.) eine Entscheidung zu treffen?"

Bei einer Ja-Antwort verwenden Sie diese Änderungsformel: „Mein Geist ist klar. Ich bin bereit, eine Entscheidung zu treffen. Die Entscheidung fällt mir jetzt leicht. Ich entscheide mich."

Sie werden dann wissen, was Sie tun sollen. Im allgemeinen werden Sie sich ohne Zweifel oder Zögern entscheiden können. Sollten Zweifel auftauchen, können Sie immer Ihren Intelligenzfilter fragen: „Ist diese Entscheidung (benennen Sie sie) richtig?" Warten Sie auf ein Ja durch Fingerheben. Wenn es nicht kommt, fangen Sie wieder von vorn an.

Wenn auf Ihre ursprüngliche Frage keine Fingerreaktion kommt, dann sind Sie nicht bereit. Sie können ein paar Tage warten und es dann noch einmal versuchen. Oder Sie können mit weiteren Fragen die Blockierung herausfinden. Einige Beispiele:

A.„Hängt meine Unentschlossenheit (oder Verwirrung) mit

Angelegenheiten zusammen, die zuerst gelöst werden müssen?" (Fahren Sie dann mit weiteren Fragen zur Feststellung dieser Angelegenheiten fort.)

B. „Ist der Grund für meine Unentschlossenheit Angst vor Mißerfolg?"

C. „Hängt meine Unentschlossenheit damit zusammen, daß eine Entscheidung nicht besser wäre als eine andere?"

Änderungsformeln, die zu Ja-Antworten auf die obigen Fragen passen:

A. „Ich bin geduldig und aufmerksam. Ich kann Probleme mit einer philosophischen Einstellung, mit innerer Ruhe und einer positiven Haltung lösen."

B. „Ich bin ein fähiger Mensch. Ich bin mir meiner Fähigkeiten bewußt. Ich bin zuversichtlich. Ich weiß, wer ich bin und was ich zu tun habe."

C. „Ich werde in dieser Angelegenheit die richtige Entscheidung treffen. Ich kann mich darauf verlassen, daß ich die richtige Entscheidung treffen werde."

Jetzt können Sie noch einmal die Frage stellen, ob Sie bereit sind, zumindest in den Fällen B und C (bei A müssen Sie abwarten). Wenn noch immer kein Fingerheben erfolgt, müssen Sie vielleicht noch mehr Blockierungen herausfinden. Wenn ein Ja kommt, machen Sie mit der Änderungsformel „Mein Geist ist klar. Ich bin bereit, eine Entscheidung zu treffen ... " weiter.

Ungeduld oder Langeweile. Wenn auf die Frage, ob Sie „bereit" sind, ein Ja kommt, verwenden Sie diese Änderungsformel:

„Ich tue jeden Tag mein Bestes. Ich sehe alles, was segensreich und schön ist. Sehe ich es nicht, so ist dies eine Herausforderung an mich, alles zu tun, damit es so ist. Jede Minute meines Lebens bringt mir wertvolle Erfahrungen."

Wenn Sie nicht bereit sind, können Sie die Gründe mit etwa diesen Fragen finden:

A. „Hängt meine (Ungeduld oder Langeweile) damit zusammen, daß ich etwas Bestimmtes tun muß?" Stellen Sie weitere Fragen, um festzustellen, worum es sich handelt.

B. „Hängt meine (Ungeduld oder Langeweile) mit meiner Reaktion auf eine bestimmte Person zusammen?“ Stellen Sie durch weitere Fragen die Person fest.

C. „Hängt meine (Ungeduld oder Langeweile) mit einem Ereignis zusammen, das stattfinden sollte?“ Finden Sie durch weitere Fragen heraus, was für ein Ereignis das ist.

Wenn Sie den Grund festgestellt haben, benützen Sie eine der für Handlungen oder Personen bestimmten Änderungsformel, von denen Sie zahlreiche in diesem Buch finden. Muß ein Ereignis abgewartet werden, dann wenden Sie die Änderungsformel A unter *Unentschlossenheit* an. Wenn Sie jetzt auf die Frage, ob Sie bereit sind, eine Ja-Antwort bekommen, benützen Sie die Änderungsformel „Ich tue jeden Tag mein Bestes... “

Nervosität. Bekommen Sie auf die Frage, ob Sie bereit sind, ein Ja, dann verwenden Sie folgende Änderungsformel:

„Ich bin entspannt und zuversichtlich. Ich bin ruhig und gelassen. Unerwünschte Ereignisse werden vorübergehen. Ich bin gegenüber mir und anderen ruhig und verständnisvoll.“

Wenn Sie „nicht bereit“ sind, können Sie etwa folgende zusätzliche Fragen stellen:

A. „Hängt meine Nervosität mit einem körperlichen Mangel zusammen?“ Stellen Sie ihn fest, z.B. Schlaf, Bewegung, Vitamine, Mineralstoffe usw.

B. „Bin ich nervös, weil mich etwas in meiner Umgebung stört?“ Finden Sie es mit weiteren Fragen heraus, z.B. Verkehrslärm, lautes Radio oder Fernseher, Autoqualm oder andere Gerüche.

C. „Hängt meine Nervosität mit einer bestimmten Person zusammen?“ Suchen Sie sie mit weiteren Fragen.

D. „Hängt meine Nervosität mit einem bestimmten Bedürfnis zusammen?“ Stellen Sie es mit weiteren Fragen fest, z.B. Geld, Sex, Gesellschaft.

Im Fall A beheben Sie die körperlichen Mangelerscheinungen. Bei B verändern Sie Ihre Umgebung oder benützen Sie Änderungsformeln, die Sie „weniger empfindlich gegen“ den Störfaktor machen. In den Fällen C und D verwenden Sie eine der Änderungsformeln in diesem

Buch, die Sie instandsetzen, mit Bedürfnissen und Beziehungen fertig zu werden. Gehen Sie dann zur Frage, ob Sie bereit sind zurück, benützen Sie die Entspannungsformel und die Änderungsformel „Ich bin entspannt und zuversichtlich..."

Innerer Friede ist jede Mühe wert. Ohne ihn kann das Leben eine Qual sein. Mit ihm kann es herrlich sein!

7. Kapitel

Abnehmen ohne Willenskraft

Eine Diät einzuhalten erfordert Willenskraft. Menschen mit Übergewicht haben keine Willenskraft. Wie können also Menschen mit Übergewicht durch Diät abnehmen?

Die Antwort lautet: Sie können es nicht.

Das ist der Grund, warum es so viele Diäten und so viele davon Enttäuschte gibt.

Die Lösung liegt nicht in der Ernährungskontrolle, sondern in der Gewohnheitskontrolle.

Hier sind die Gewohnheiten, die zum Ansatz von unerwünschten Pfunden führen. Jeder Mensch mit Übergewicht wird feststellen, daß er eine oder mehrere dieser Gewohnheiten hat:

- Essen, wenn man keinen Hunger hat
- Naschen zwischen den Mahlzeiten
- Heimlich essen
- Knabbereien am Abend
- Unbeherrschtheit gegenüber bestimmten Nahrungsmitteln (meist Süßigkeiten oder Backwaren)
- Dauerndes Denken ans Essen
- Zu große Portionen essen
- Mangel an Zuversicht infolge von Mißerfolgen mit Diäten
- Ausreden, daß man nichts dafür kann
- „Emitionales“ Essen
- Zwangshaftes Essen

Die Petrie-Methode zur dauernden Gewichtskontrolle verwendet hypnotische Techniken zur Bewältigung dieser Gewohnheiten. Kombiniert mit Autogenic stellt sie ein einfaches Programm ohne Diät dar, mit dem es möglich ist, schnell und auf Dauer abzunehmen. Sie führt zu:

- Verminderung von Appetit und Hunger
- Abschaltung dauernden Denkens an Essen
- Völliger Beherrschung der Nahrungsmittelauswahl
- Selbstvertrauen
- Wirkungsvollen Schlankheits-Imaginationen
- Rascher und gesunder Gewichtsverminderung und völliger Selbstverantwortlichkeit
- Entwicklung eines gesunden Nahrungsbewußtseins
- Einstellung, daß Ihr Aussehen und Befinden wichtiger sind, als kulinarische Genüsse

Haben Sie irgend etwas von Kalorien gelesen?

Man braucht schon Willenskraft, um Kalorien bloß zu zählen, geschweige denn, um sie einzuschränken. Die einzige Willenskraft, die Sie brauchen, um mit Autogenic abzunehmen, ist die, eine Schlankheits-Stimmungsformel, eine angenehme Entspannungsformel und eine anregende Änderungsformel zu genießen.

Schlank durch Autogenic

Da Willenskraft der Schrecken Übergewichtiger ist, überrascht es nicht, daß sie von Autogenic, das keine Willenskraft voraussetzt, begeistert sind. Viele schreiben mir von ihren Erfolgen und erlauben mir, sie zu zitieren:

„Eine wirklich einfache Methode, um Gewicht zu verlieren. Ich bin sehr beeindruckt von dem Programm."

„Ich habe mit keiner Diät einen so schnellen und anhaltenden Erfolg gehabt."

„Meine Einstellung zum Essen hat sich völlig geändert."

„Ich fühle mich nie schwach oder hungrig. Ich esse besser und fühle mich besser."

Leicht, schnell, anhaltend, kein Hunger, keine Schwäche, neue

Einstellung, besseres Befinden. Das kann keine Diät sein. Es muß etwas anderes sein.

Stimmt. Es ist eine persönliche Veränderung.

Wenn Sie in den letzten Kapiteln erlebt haben, wie Autogenic angewandt wird, um gesünder und zuversichtlicher zu werden, um unerwünschte Verhaltensweisen zu beseitigen, dann wissen Sie, daß sich das, was sich ändert, Sie selbst sind.

Ihre Veränderung beruht darauf, daß Ihr Gehirn genanntes Dienstleistungsgerät darauf programmiert wird, bei Ihnen ein Verhalten zu bewirken, das Sie wünschenswert finden, statt einem Verhalten, das Sie nicht wünschenswert finden.

Wenn dem Gehirn neue Instruktionen eingegeben werden, wird durch Neurosignale neues Verhalten bewirkt. Diese Neurosignale sind elektrische Impulse, die mit einer Geschwindigkeit von über 400 Stundenkilometern durch Ihr Nervensystem laufen. Das bedeutet, daß ein Verbotssignal vom Gehirn zum Magen schneller ist, als Sie brauchen, um an die Portion Schokoladeneis im Kühlschrank zu denken. „Nein... Nicht nötig."

Diese Signale führen Sie automatisch zu nahrhaftem Essen und weg von Zucker und Fett, sobald Sie mit den Autogenic-Änderungsformeln neues Verhalten einprogrammiert haben.

Wenn Sie denken, sie brauchen besondere Voraussetzungen dafür, daß das bei Ihnen funktioniert, dann muß ich Sie von dieser Vorstellung befreien: Der Code, den Gehirnneuronen benützen, um anderen Körperteilen Verhaltensanweisungen zu erteilen, ist bei Blutegeln, Krebsen, Tigern und Menschen der gleiche.

Damit Ihre Autogenic-Änderungsformel funktioniert, brauchen Sie nicht weiter entwickelt zu sein als ein Insekt. Die Ergebnisse können Ihr ganzes Leben verändern.

Da war zum Beispiel Susan. Sie kam zu uns, um sich das Rauchen abzugewöhnen. Das ging ziemlich leicht. (Siehe nächstes Kapitel.) Bald danach kam sie wieder, weil sie immer schon Gewichtsprobleme gehabt hatte und nun fürchtete, daß sie als Ersatz für das Rauchen mehr essen würde. Mit einigen zusätzlichen Instruktionen für ihre Autogenic-Übungen war auch das bald erledigt.

Susan rauchte nun nicht mehr und ihr Gewicht war stabilisiert. Doch es dauerte nicht lange, bis sie zum dritten Mal zu uns kam. Sie hatte ihre einzige noch lebende Verwandte verloren. In Ihrem Beruf war sie einer Menge Konkurrenz-Streß ausgesetzt. Andere Ereignisse in ihrem Leben, unter anderem auf sexuellem Gebiet, setzten sie derart unter Spannung, daß es ihr immer schwerer fiel, nicht zu rauchen, normal zu essen und eine gelassene Haltung zu bewahren.

Wir versuchten, einen Zielpunkt für Susan zu finden. Sie stimmte mir zu, daß ihr Ziel nun nicht mehr die Beherrschung von Essen und Rauchen, sondern die Beherrschung von Streß sein mußte. Denn wenn die Streßfaktoren verringert oder, wie wir hofften, völlig beseitigt sein würden, dann würde das Verlangen nach Zigaretten und unnötigem Essen verschwinden. Auch ein optimistischerer und glücklicherer Mensch würde sie dann sein.

So wurde die Verminderung von Streß zum Zielpunkt, und wir verwendeten zu seiner Erreichung zum größten Teil die gleiche Stimmungsformel, Entspannungs- und Änderungsformel, mit denen wir uns in den letzten Kapiteln beschäftigt haben.

Susan kam kein viertes Mal. Die neue Programmierung wirkte gut. Im allgemeinen halte ich wegen solcher Dinge nicht den Atem an oder drücke den Daumen oder behalte meinen Terminkalender im Auge. Ich vergesse bald die Toms und Susans, denn ich habe ja mit den Jacks und Helens zu tun. Wahrscheinlich würde ich nicht erfahren haben, was aus Susan geworden ist, wenn sie mir nicht nach einem Jahr geschrieben hätte. Sie hatte andauernde Kontrolle über das Rauchen, ihr Gewicht und ihre psychische Verfassung erlangt. „Endlich bin ich frei“, schrieb sie. „Vielen Dank.“

In diesem Kapitel ist das Ziel von besonderer Bedeutung. Bei Autogenic zur Gewichtskontrolle sollten die Primärziele nicht Apfelkuchen, Kartoffelpüree oder Grillkoteletts sein, sondern ein schlankeres Selbstbild, eine bessere Meinung von sich selbst und ein Gefühl der Sicherheit.

Doch auch zweitrangige Ziele, die vor allem mit besonderen Eßgewohnheiten zusammenhängen, müssen miteinbezogen werden, wie

Essen, ohne hungrig zu sein, der Verzehr von Süßigkeiten und das übermäßige Essen eines bestimmten Nahrungsmittels.

Die Feststellung eines Zielpunkts für Ihr Gewichtsproblem

Susan verwendete ihren Intellekt zum Herausfinden ihrer Zielpunkte. Der Intellekt benützt nur einen kleinen Teil der linken Gehirnhälfte. Er gab ihr bei zwei aufeinanderfolgenden Versuchen die falschen Zielpunkte: Rauchen und übermäßiges Essen.

Sie werden Ihren Intelligenzfilter benützen, der von viel größeren Teilen Ihres Gehirns die Antwort einholt. Diese Antwort wird wahrscheinlich zuverlässiger sein.

Sie werden folgendes tun:

- Erstens versetzen Sie sich in eine schlankheitsbefördernde Stimmung
- Zweitens entspannen Sie sich mit Ihrer Kassette
- Drittens fragen Sie in der Entspannung Ihren Intelligenzfilter nach dem richtigen Zielpunkt
- Viertens benützen Sie einen Handspiegel, um die Antwort zu erleichtern
- Fünftens schreiben Sie sich selbst einen Brief, aus dem der Zielpunkt hervorgeht
- Sechstens stellen Sie sich eine auf diesen Zeitpunkt gerichtete Änderungsformel zusammen

Dann sind Sie bereit, sich noch einmal in die schlankheitsfördernde Stimmung zu versetzen, noch einmal die Entspannungskassette abzuspielen und schließlich die für ihr spezielles Gewichtsproblem maßgeschneiderte Änderungsformel anzuwenden.

Bei Ihnen ist bereits eine Bewußtseinsveränderung eingetreten, die Ihnen helfen wird, Ihr Gewichtsproblem zu lösen. Die Lösung ist sozusagen schon unterwegs.

Ein noch nicht erklärtes Phänomen des menschlichen Geistes, das allgemein bei Therapien genützt wird, ist: Die Erkenntnis bringt die Heilung. Die allmähliche Erkenntnis, daß nicht das Hinunterschlingen von Krapfen und Pommes frites die Ursache für Ihre überflüssigen Pfunde ist, sondern ein emotionaler Faktor, der falsche Appetitsignale aussendet, gibt Ihnen eine Handhabe gegen diese falschen Signale.

Und hier eine gute Nachricht für Sie. Schon durch das Lesen der letzten ein oder zwei Seiten haben Sie eine neue Einsicht hinsichtlich übermäßigem Essen gewonnen und beginnen bereits, sich darin zu bessern.

Wenn Sie dies als eine gute Nachricht betrachten, dann ist noch eine weitere positive Bewußtseinsänderung bei Ihnen eingetreten, die eine Besserung beschleunigen wird: Ihre Erwartung und Ihr Glaube haben sich gesteigert.

Die Erwartung, daß Ihre Stimmungsformel die Stimmung herbeiführen wird, hilft, die Stimmung herbeizuführen. Die Erwartung, daß Sie sich tief entspannen werden, vertieft Ihre Entspannung. Die Erwartung, daß Ihre Änderungsformel genau auf das Ziel gerichtet ist und die Änderung bewirken wird, führt zum gewünschten Erfolg.

Ob Sie persönlich zu mir kommen oder dieses Buch lesen – es ist meine Sache, Ihre Erwartung und Ihren Glauben an einen Erfolg zu steigern. Ärzte wissen, daß ein Patient, der glaubt, daß er nicht geheilt werden kann, nur schwer zu heilen ist. Manche Chirurgen lehnen eine Operation ab, wenn der Patient nicht an einen guten Ausgang der Operation glaubt. Wir neigen dazu, zu verwirklichen, was wir erwarten und glauben.

Wenn Ihre Erwartung, daß Sie an Gewicht verlieren werden, gesteigert ist, dann stehen Sie jetzt an der Schwelle, schlanker zu werden. Sie können über diese Schwelle treten, indem Sie nun den eben dargestellten, aus sechs Schritten bestehenden Prozeß beginnen.

Eine schlankheitsfördernde Stimmung

Um schlank zu werden, gibt es keine bessere Stimmung, als sich schlank zu sehen. Ich werde Ihnen verschiedene Möglichkeiten sagen, dies zu tun, und Sie können sich die Ihnen am besten passende aussuchen.

Die direkte Methode besteht darin, daß Sie sich innerlich schlank sehen. Sie haben keine Rundungen, nur normale Linien und Kurven. Ihre Haltung ist gut. Wenn Sie ein Mann sind, haben Sie einen tadellosen Körperbau. Als Frau haben Sie eine attraktive Figur.

Sie können die direkte Methode verstärken, indem Sie sich auf einer Waage sehen, deren Skala Ihr Idealgewicht anzeigt. Oder Sie können sich in einem Anzug oder Kleid der Größe sehen, die Sie gern tragen würden.

Vielleicht hilft es Ihnen, diese innerlichen Bilder herzustellen, wenn Sie sich vor einen großen Spiegel stellen und sich ins Gedächtnis rufen, wie Sie aussehen. Dann können Sie das Bild zusammenschrumpfen lassen, indem Sie sich vorstellen, daß Sie die Luft herauslassen wie aus einem Ballon.

Irma, eine 42 Jahre alte Frau, kam mit Autogenic nicht weiter. Nachdem sie zur Verstärkung der Motivierung zum dritten Mal bei uns in der Praxis gewesen war, dachte ich, wir hätten ihre 30 Pfund Übergewicht zum letzten Mal gesehen. Doch sie kam ein viertes Mal – voll Verzweiflung, daß sie keinen Fortschritt machte.

„Ich fürchte, ich kann mich einfach nicht schlank sehen", sagte sie niedergeschlagen.

Da kam mir eine Idee. Ich ging in mein Büro und suchte ihr „Vorher"-Bild heraus, um das ich manchmal für meine Akten bitte. Ich nahm ein wenig von dem Tippex meiner Sekretärin und übermalte damit einen Teil ihrer Silhouette. Dann zeigte ich ihr, wie sie darauf in schlankerem Zustand aussah. Sie schaute das Bild einen Moment an. Dann begannen Tränen über ihre Wagen zu laufen.

Es war ein Durchbruch für Irma. Sie nahm ständig ab und sah bald so aus wie auf dem Bild.

Ihr Geist kann sich alles ausmalen, was Sie zulassen. Wenn Sie sich keinen Spinat vorstellen können, dann haben Sie vielleicht „etwas" gegen Spinat. Stellen Sie sich diesem „Etwas". Geben Sie zu, daß es da ist. Beschließen Sie, daß es unsinnig ist. Lassen Sie es los. Jetzt werden Sie sich Spinat vorstellen können.

Das gleiche können Sie mit einem Bild von sich selbst mit unerwünschten Rundungen machen.

Um die Stimmung herbeizuführen, setzen Sie sich bequem an Ihren Entspannungsplatz und stellen Sie Ihren Kassettenrecorder hin. Legen Sie einen Handspiegel neben sich.

Schließen Sie die Augen. Sehen Sie sich schlank. Wenden Sie die Methode mit der Waage, der Kleidergröße oder dem großen Spiegel an. Dann malen Sie sich aus, wie Ihre Schlankheit sich auf ihr gesellschaftliches Leben oder Ihr Sexleben oder auf Ihren Beruf auswirken wird – oder auf alle drei Gebiete. Stellen Sie sich vor, daß Sie jünger aussehen, daß Sie sich besser fühlen, daß Sie vitaler sind. Wie man Sie bewundernd ansieht. Wie Sie der Mittelpunkt einer Party sind oder eine Strandschönheit.

Jetzt schalten Sie die Entspannungskassette ein. Oder wenn Sie einen Helfer haben, lassen Sie sich den Entspannungstext auf Seite 38 vorlesen.

„Was steckt hinter meinem Übergewicht?"

Während Sie sich immer tiefer entspannen, werden Sie Ihrem Intelligenzfilter eine Schlüsselfrage stellen. Es kann sein, daß Ihnen die Antwort gleich einfällt und daß Sie an ihrer Richtigkeit zweifeln. Akzeptieren Sie, daß es möglicherweise die Antwort auf Ihre Frage ist. Merken Sie sich sie, aber bleiben Sie zugleich offen für weitere Informationen, denn es kann mehrere Antworten auf die Frage geben.

Die Frage, die Sie Ihrem Intelligenzfilter stellen, lautet: „Was ist die Grundursache meines Übergewichts?"

Entspannen Sie sich. Stellen Sie die Frage. Achten Sie auf alles, was Ihnen einfällt.

Lillian (53) war einen Meter sechsundfünfzig groß und wog 180 Pfund. Sie hatte hohen Blutdruck und andere gesundheitliche Probleme. Seit dreißig Jahren war sie mit einem guten Mann verheiratet, und ihre Kinder waren erwachsen und aus dem Haus. Doch die dreißig Jahre ihrer Ehe bis zum heutigen Tag hatte ihre Mutter mit ihnen zusammengelebt.

Es fiel Lillian leicht, den Störfaktor in ihrem Leben herauszufinden:

ihre Mutter. „Ich weiß nicht, wie ich meine Mutter beschreiben soll“, sagte sie. „Sie ist alles auf einmal – eine Nervensäge, sarkastisch, intelligent und schön, heute noch.“ Lillian sagte, daß Schrecklichste an ihrem täglichen Leben sei, mit ihrer Mutter zusammen daheim zu sein. Deshalb mache sie viele Besuche. Und bei allen diesen Besuchen aß sie.

Lillian wandte Autogenic an, um abzunehmen, doch sie wandte es auch an, um sich von ihrer Mutter zu „scheiden“. Sie programmierte sich ein, daß die Probleme ihrer Mutter nicht ihre Probleme waren. Sie programmierte sich darauf, sie in den Schoß ihrer Mutter zurück zu stoßen.

Nach sechs Monaten war Lillian von 180 Pfund auf 125 herunter. Ihr Blutdruck hatte abgenommen, und ihr gesundheitlicher Zustand war besser. Doch nicht nur das, sie brachte es auch fertig, sozusagen die Nabelschnur zu durchtrennen. Sie bereitete dem dauernden Ärger mit ihrer Mutter ein Ende, indem sie diese dazu brachte, sich eine eigene Wohnung zu nehmen. Womit die Sache abgeschlossen war.

Anthony (35) kam auf Empfehlung seiner Schwester zu uns. „Wer meine Schwester von den dreieinhalb Schachteln Zigaretten, die sie seit 10 Jahren rauchte, weggebracht hat, der muß auch mir helfen können.“ Ich sah mir den einsfünfundsiebzig großen Mann an und schätzte, daß er hundert Pfund Übergewicht hatte. (Ich lag ziemlich richtig – es waren 110 Pfund.) Doch sein Vollbart und seine schlampige Kleidung ließen die Frage in mir aufsteigen, ob das sein wirkliches Problem war.

Er erzählte, daß er Software für Computer verkaufte und daß er das Gefühl habe, sein Aussehen sei dabei nicht förderlich. Außerdem hätte er die Befürchtung, daß das Übergewicht sein Herz belaste. Er aß meist im Stehen, zum großen Teil ungesundes Zeug und naschte dauernd zwischendurch. Eine richtige Mahlzeit nahm er nur einmal am Tag zu sich, spät abends. Er nannte das sein „großes Fressen“.

Das Ziel, das sich bei Anthonys erster Autogenic-Sitzung herausstellte, war, besser mit sich selbst umzugehen. Das bedeutete nach seiner Meinung, abzunehmen, sich besser zu kleiden, gesünder zu essen und regelmäßig zu schlafen.

Nach einigen Monaten kam Anthony zur Verstärkung. Er hatte 65 Pfund abgenommen und wollte noch 40 weitere verlieren. Voll

Freude erzählte er mir, daß man ihm wegen seines Aussehens Komplimente machte. Sein Zielpunkt blieb der gleiche. Als ich Anthony das nächste Mal sah, war er geschmackvoll gekleidet und glattrasiert. Seine körperliche Verfassung war ausgezeichnet, und er hatte vor, am nächsten Wochenende bei einem Marathonlauf mitzumachen.

Sie werden nicht das gleiche Ziel haben wie Anthony.

Ich werde Ihnen jetzt noch keine Beispiele für die zu erwartenden Antworten sagen. Das Unterbewußtsein unternimmt oft raffinierte Versuche, am gegenwärtigen Zustand festzuhalten, und es könnte sich an einem dieser Beispiele festklammern anstatt Ihre eigenen zu liefern. Ich sage Ihnen die Antworten später, wenn Sie imstande sind, eine Änderungsformel zusammenzustellen, die auf der Antwort Ihres eigenen Intelligenzfilters auf die Schlüsselfrage beruht.

Neben Ihnen liegt ein Handspiegel. Nehmen Sie ihn und öffnen Sie Ihre Augen gerade so weit, daß Sie Ihr Gesicht in dem Spiegel sehen.

Schauen Sie in Ihre Augen und wiederholen Sie die Frage: „Was ist die Grundursache meines Übergewichts?“ Oder Sie können die Frage auch etwas anders formulieren, doch in jedem Fall auf die gleiche Antwort gerichtet.

Andere solche Möglichkeiten, um das Auftauchen von Ideen zu erleichtern, sind:

1. Ersetzen Sie „meines“ durch „deines“.
2. Setzen Sie vor die Frage die Worte: „Intelligenzfilter, was ...?
3. Oder fragen Sie: „Was ist mein Autogenic-Zielpunkt für Gewichtsabnahme?“

Setzen Sie die Entspannung fort.

Bevor Sie die Entspannung beenden und sich wachzählen, geben Sie sich statt der Änderungsformel die folgende Anweisung:

„Mein Intelligenzfilter wird sich immer, wenn ich ihn darum bitte, bemühen, die Antwort herauszufinden.“

Ein Brief, der nicht frankiert werden muß

Oft, wenn Sie einen Traum haben und sich am Morgen an seine Einzelheiten zu erinnern versuchen, entziehen diese sich Ihnen. In der Traumtherapie erhalten Sie die Anweisung, einen Bleistift und Papier unter Ihr Kopfkissen zu legen und jedes Mal, wenn Sie nachts aufwachen, die Einzelheiten zu notieren. Auf diese Weise halten Sie das Wesentliche eines Traums fest, und es steht Ihnen zur Verfügung, wenn Sie am Morgen aufwachen. Und während Sie das Wesentliche aufschreiben, können Sie sich auch an immer mehr Einzelheiten erinnern.

Um das gleiche bei Ihrem Wach-„Traum" zu erreichen, werden Sie sich jetzt selbst einen Brief schreiben. Mit „jetzt" meine ich, sobald Sie das Buch weglegen und die Stimmungsformel und, wie oben geschildert, die Entspannung mit dem Spiegel machen.

Gehen Sie sofort an den Platz, wo Sie Ihre Schreibarbeiten zu erledigen pflegen und beginnen Sie zu schreiben. Schreiben Sie einen Brief an mich oder an Ihren besten Freund (was vielleicht dasselbe ist). Schildern Sie, wie Sie sich fühlen, wenn Sie sich eine zweite Portion nehmen, obwohl das eigentlich nicht nötig wäre, oder ein zweites Frühstück oder einen Mitternachtsimbiß.

Ich werde Ihnen wieder nicht sagen, was wahrscheinlich in diesem Brief drinstehen wird. Schreiben Sie Ihre eigenen Erfahrungen auf. Vielleicht ist Ihnen bereits klar gewesen, was der Grund dafür ist, warum Sie zu viel essen. Oder Sie hatten einen leisen Verdacht, eine heimliche Ahnung, die jetzt an die Oberfläche steigt. Oder das, was Ihnen einfällt, ist eine totale Überraschung.

Was auch kommt – akzeptieren Sie es und schreiben Sie es auf. Gehen Sie in ein vergangenes Erlebnis hinein, wenn so etwas kommt. Beschreiben Sie es in allen Einzelheiten. Gehen Sie, falls eine Empfindung kommt, in diese hinein und verfolgen Sie sie bis zu Ihrem Ursprung. Gehen Sie in eine Beziehung zu einem anderen Menschen hinein, falls es das ist. Erwecken Sie sie auf dem Papier zum Leben. Ganz gleich, was kommt: lassen Sie alles „raus".

Ich halte Sie jetzt nicht länger auf. Ich weiß, wie Sie darauf brennen, über die Schlankheits-Schwelle zu treten.

Versetzen Sie sich in die schlankheitsfördernde Stimmung. Entspannen Sie sich und fragen Sie mit Hilfe des Handspiegels Ihren Intelligenzfilter nach dem Hauptzielpunkt.

Schreiben Sie den Brief.

Tun Sie's jetzt.

Das Finden einer Änderungsformel für Ihr Gewicht

Ich hoffe, Sie lesen nicht weiter, bevor Sie die eben genannten Schritte getan haben. Dies ist ein Selbsthilfe-Buch. Wenn Sie in meine Praxis kämen, würde es nichts ausmachen, was Sie gelesen oder nicht gelesen haben, denn ich würde das Nötige für Sie oder mit Ihnen tun.

Aber Sie können kein Selbsthilfe-Buch über den Bau eines Radios oder eines Boots lesen und erwarten, daß alles fertig ist, wenn Sie das Buch weglegen. Sie müssen abwechselnd lesen und etwas tun. Wenn Sie zu lesen aufhören, ist das Tun an der Reihe.

Wenn Sie zu lesen aufgehört und das Nötige für Ihr Gewichtsabnahme-Programm getan haben, dann liegt jetzt ein Brief vor Ihnen, der Ihr Leben vielleicht wesentlich verlängern wird. So wertvoll ist dieser Brief – vorausgesetzt, Sie hören vor dem Ende dieses Kapitels noch zweimal zu lesen auf und tun das Erforderliche im Rahmen Ihres Selbsthilfe-Programms.

Bei der nächsten Unterbrechung werden Sie Ihre eigene Änderungsformel zur Gewichtsabnahme aufstellen. Ich werde Ihnen sagen, wann. Zuerst wollen wir darüber sprechen.

Sind Sie ein hoher Firmenboss, der für seine Riesengesellschaft repräsentieren muß? Das kann einen Bauchumfang von 110 Zentimetern zur Folge haben. Sind Sie eine einsame Hausfrau und haben eine platonische Liebesaffäre mit Ihrem Kühlschrank? Auch das kann an überstarken Rundungen schuld sein.

Es heißt, daß in jedem Dicken ein Magerer steckt, der raus will. Das kann auf verschiedene Weise zutreffen. In jedem Übergewichtigen steckt:

Ein allein lebendes Mädchen, das durch einen vollen Magen ein erfülltes Sexleben ersetzt;

oder

Ein allein lebender Mann, der aus der Notwendigkeit, seine Männlichkeit zu beweisen, ins Essen flüchtet;

oder

Eine Hausfrau, die sich durch Essen das Vergnügen verschafft, das sie im Bett nicht kriegt;

oder

Ein Ehemann, der durch Essen die Abwechslung findet, die ihm beim Lieben versagt wird;

oder

Ein Mensch, dem als Kind Liebe in Form von Essen gegeben wurde und der sich jetzt geliebt fühlt, wenn er ißt.

Liebe ist eine große Macht im Leben. Dies waren nur wenige Beispiele für die vielen Fälle, in denen die Ursache von Übergewicht mit Liebe zusammenhängt. Es gibt jedoch auch noch andere Gründe.

Essen um zu leben ist konstruktiv. Leben um zu essen ist destruktiv. Zu viel essen hat fast immer mit destruktiven Emotionen zu tun.

Evelyn, eine 42 Jahre alte Frau, die bei einer Versicherung arbeitete, nahm ständig zu. Wenn sie Diätkuren machte, nahm sie ab; wenn sie damit aufhörte, setzte sie wieder Pfunde an. Evelyn brauchte sich mit Autogenic nicht lange zu entspannen, um ihr Problem zu erkennen: Sie fürchtete, Ihren Job zu verlieren. Wenn es Auseinandersetzungen oder Meinungsverschiedenheiten mit ihrem Vorgesetzten gab, lief sie in die Konditorei und suchte Trost beim Essen. Als ihren Zielpunkt fand sie Sicherheit heraus. Ihre Änderungsformeln mußten sich darauf richten, Angst in Selbstvertrauen und Disharmonie in Harmonie zu verwandeln. In sechs Wochen fiel ihr Gewicht von 160 auf 138 Pfund.

Angst und Disharmonie sind destruktiv. Hier einige weitere destruktive Emotionen:

Gewissensbisse	Selbstverachtung	Apathie
Neid	Kummer	Erschöpfung
Eifersucht	Mißtrauen	Frustration
Haß	Pessimismus	Boshaftigkeit
Furcht	Langeweile	Argwohn

Sehen Sie den Brief, den Sie geschrieben haben, nach Ursachen durch, die mit Liebe oder anderen Emotionen zusammenhängen und schuld daran sind, daß Sie essen, obwohl Sie gar nicht hungrig sind.

Einen Grund gibt es immer. Ihr eigener Geist fleht Sie an, ihn zu entdecken, zu akzeptieren und zu beseitigen. Ihr Geist ist darauf programmiert, Sie am Leben zu erhalten. Wenn Sie die Augen vor der Ursache Ihrer selbstzerstörerischen Fresserei verschließen, arbeiten Sie gegen Ihren Geist und Ihr Leben.

„Ich nicht.“ „Ich bin glücklich.“ „Ich bin normal.“ „Ich hab alles versucht.“ „Es liegt an meinen Drüsen.“ „Mir macht essen einfach Spaß.“ Das alles sind Ausreden.

Nehmen Sie jetzt einen Bleistift und unterstreichen Sie die Teile Ihres Briefs, die auf etwas hindeuten. Und schreiben Sie dies an den Rand.

Vielleicht ist das, was Sie da finden – diese Ursache – Unsicherheit. Dann ist Ihr Zielpunkt das Gegenteil von Unsicherheit. Und Ihre Änderungsformel muß auf Selbstvertrauen und Selbstsicherheit gerichtet sein.

Inzwischen sollten Sie bereits wissen, wie man eine Änderungsformel abfassen muß, um die gewünschten Resultate zu erzielen. Hier einige Beispiele, die Ihnen helfen werden. Sie sind aus den auf den letzten Seiten geschilderten Situationen abgeleitet. Leiten Sie die Ihre aus der in Ihrem Brief dargestellten Situation ab.

Unsicherheit. „Ich bin ein in mir ruhender Mensch. Die Launen anderer können mir nichts anhaben. Sie treffen mich nicht.“

Einsamkeit. „Mein Interesse an meiner Umgebung wächst täglich. Ich mag mich selbst ebenso wie die andern.“

Wut. „Ich verstehe andere besser. Sie gehen mir nicht unter die Haut. Ich mache ihre Probleme nicht zu den meinen. Ich akzeptiere andere, und ich akzeptiere mich selbst.“

Angst vor Sex. „Ich gehe gern intime Beziehungen mit dem anderen Geschlecht ein. Sex macht mir keine Bange. Ich genieße die Freude und Sinnlichkeit körperlicher Liebe."

Liebeshunger. „Ich bin geduldig. Ich weiß, ich werde meine(n) Liebste(n) / (meine(n) Partner(in) finden. Ich bin voller angenehmer Erinnerungen und Erwartungen."

Verbinden Sie die Worte mit einer bildlichen Vorstellung. Sehen Sie sich zufrieden und glücklich in einer Situation, die nichts mit Essen zu tun hat.

Sie sind jetzt bereit, die früher in diesem Kapitel beschriebene schlankmachende Stimmungsformel, die auf Kassette gesprochene Entspannungsformel und die eben von Ihnen abgefaßte Änderungsformel zu wiederholen.

Eßgewohnheiten und wie man Schlechtes durch Gutes ersetzt

Vielleicht brauchen Sie dieses Kapitel nicht weiterzulesen. Sie kennen die Autogenic-Methoden, mit denen Sie das „Feuer", das Ihren Appetit genährt hat, löschen können. Der falsche Hunger, der Sie veranlaßt hat, unnötigerweise zu essen, wurde durch unsere erste korrigierende Autogenic-Sitzung gedämpft. Weitere Verstärkungssitzungen werden Sie dem Ziel, normal zu essen, immer näherbringen.

Und wenn Sie schon weit fortgeschritten sind, müssen Sie vielleicht weiterlesen. Wenn Sie Ihr Gewichtsproblem schon mehrere Jahre lang hatten, das heißt, wenn es nicht erst seit einigen Monaten bestanden hat, dann haben Sie wahrscheinlich verschiedene Gewohnheiten entwickelt, die mit Autogenic beseitigt werden müssen.

Vielleicht haben Sie die Gewohnheit, viel Zucker zu essen und sind fast süchtig nach Süßigkeiten.

Vielleicht haben Sie die Gewohnheit, viel Fett zu essen und stehen, mehr als sie sollten, auf Eier, Käse, Sahne, Soßen, Dressings und Rindfleisch, Schweinefleisch und Entenbraten.

Vielleicht haben Sie die Gewohnheit, zu naschen und vertilgen alles, was in Ihrer Reichweite ist, von Keksen nach dem zweiten Frühstück und Torte zum Nachmittagskaffee bis zu Brezeln beim Fernsehen.

Vielleicht ist Ihre Gewohnheit die zweite Portion, der Mitternachtsimbiß oder das Essen während des Kochens.

Der Drang nach diesen Gewohnheiten verschwindet, wenn Sie sich von einem negativen Zustand auf einen positiven umprogrammieren. Doch die Gewohnheit selbst kann weiterbestehen.

Wenn das bei Ihnen der Fall ist, dann müssen Sie mit Autogenic gegen diese bestimmte Gewohnheit angehen, oder gegen Ihre verschiedenen Gewohnheiten, wenn Sie mehr als eine haben.

Dazu müssen Sie sich klarmachen, welche Lebensmittel bei größtem Nährwert die geringste Gewichtszunahme bewirken. Dies sind, ungefähr in der Reihenfolge ihres Wertes:

1. Salatpflanzen
2. Grüne Blattgemüse
3. Andere Gemüse
4. Zitrusfrüchte
5. Andere Früchte
6. Vollkorngetreide und daraus hergestelltes Brot
7. Kartoffeln
8. Geflügel ohne Haut (außer Gänsen und Enten)
9. Fische und Meeresfrüchte
10. Mageres Fleisch
11. Eier
12. Magerer Käse

Und hier sind die Nahrungsmittel, die diesen Namen eigentlich gar nicht verdienen. Sie geben Ihrem Körper nichts Dauerhaftes außer Gewicht:

Speiseeis, Torten, Kuchen, Bonbons, Sodagetränke, Pasteten, fette Soßen, Öle, Butter oder Margarine.

Zwischen diesen beiden Listen gibt es eine Menge anderer Nahrungsmittel, die Sie essen können, ohne daß Sie sich Gedanken wegen unerwünschter Eßgewohnheiten machen müssen.

Autogenic zeigt Ihnen jetzt einen Weg, wie Sie die wertlosen durch wertvolle Nahrungsmittel ersetzen können.

Stellen Sie eine Liste der wertlosen Nahrungsmittel zusammen, die Sie essen – Süßigkeiten und fettreiche Produkte, deren Nährwert praktisch gleich null ist. Wenn Krapfen darunter sind, dann zeichnen Sie über die Liste einen Krapfen – eine große Null. Legen Sie diese bei Ihrer nächsten Autogenic-Sitzung neben sich.

Hier ist Ihre Änderungsformel: „Diese Nahrungsmittel haben für mich keinen Sinn mehr. Sie nützen mir in keiner Weise. Ich mag immer mehr Salate, Gemüse, Früchte und Vollkornprodukte. Sie erfüllen meine Bedürfnisse und sind für mich nützlich."

Nachdem Sie sich in die schlankheitsfördernde Stimmung versetzt und die Entspannungskassette abgespielt haben, gehen Sie mit der Liste in der Hand die Änderungsformel durch. Wenn Sie sagen: „Sie nützen mir in keiner Weise", zerknüllen Sie die Liste und werfen sie auf den Boden.

Sie werden sofort den Unterschied spüren. Es kann jedoch sein, daß manche diese Autogenic-Übung eine oder zwei Wochen lang alle paar Tage als Verstärkung wiederholen müssen.

Drei Wege, um eine negative Eßgewohnheit zu beseitigen

Manchmal besteht eine mit Übergewicht verbundene Eßgewohnheit trotz dieser Übungen und obwohl Sie sich innerlich schlank und attraktiv sehen, weiter.

Larry, 55, aß jeden Tag mehrere riesige Eisbecher. Die Folge war, daß er bei seiner Größe von einsfünfundsiebzig 240 Pfund wog. Er programmierte sich auf Befreiung von seiner Angst, alt zu werden, die sich als sein Zielpunkt herausstellte, kam aber von seinen täglichen Eisbechern und Pfunden nicht herunter.

Daraufhin konzentrierte er sich auf das Eis. Er benützte die Abneigungs-Technik, eine von drei Möglichkeiten, die ich ihm vorschlug. Sofort verwandelte sich seine Vorliebe für Eis in Ekel. Er konnte es kaum mit ansehen, wenn jemand anderer Eis aß. Das Vertilgen von Eis hatte für Larry damit ein Ende, und in den nächsten zwei Monaten nahm er etwa 40 Pfund ab.

Hier eine Änderungsformel für Speiseeis oder andere Lebensmittel, die Sie sich abgewöhnen wollen:

„Ich spreche zu dem Teil meines Geistes, der mich veranlaßt, (Eis) zu essen, obwohl ich weiß, daß es mich dick macht und ungesund für mich ist. Ich bin nicht mehr auf solche momentanen Genüsse aus, die auf lange Sicht meinen Körper schädigen. Von jetzt an finde ich den Geschmack von (Eis) ebenso schlecht wie seine Wirkungen. Von jetzt an schmeckt mir (Eis) wie verbrannter Gummi (oder Rizinusöl oder etwas anderes, dessen Geschmack Ihnen besonders widerlich ist) – bitter, scharf und ungenießbar."

Eine andere Möglichkeit, eine negative Eßgewohnheit zu beseitigen, ist die Ersatz-Methode:

„Ich esse kein (Eis) mehr. Immer, wenn ich den Drang habe, (Eis) zu essen, esse ich mit Genuß Sellerie. Sellerie nimmt nun bei mir den Platz von (Eis) ein und ist viel besser für mich."

Eine dritte Möglichkeit, eine negative Eßgewohnheit anzugehen, besteht darin, sich als Änderungsformel bildlich vorzustellen, wie Sie mit Gewalt mit diesem Lebensmittel gefüttert werden. Stellen Sie sich vor, wie jemand, gegen den Sie Abneigung empfinden (ein Nachbar, ein Lehrer, Ihr Zahnarzt) dies tut; wie er Sie damit so lange füttert, bis Ihnen ganz übel wird.

Ich hoffe, Sie werden diese negativen Methoden nicht anwenden müssen, doch wenn mit den positiven Methoden gegen ein Problem nichts auszurichten ist, können sie sehr wirksam sein.

Menschen zur Gewichtsabnahme zu verhelfen, ist eine der dankbarsten Aufgaben von Autogenic. Gibt es irgendeinen Menschen, der nicht gesünder und beliebter sein und länger und glücklicher leben möchte?

Anmerkung: Im Anhang finden Sie einen Text, den Sie auf Kassette aufnehmen oder sich vorlesen lassen können. Er enthält die Entspannungs- und Änderungsformel und kann für allgemeine Gewichtsabnahme benützt werden.

8. Kapitel

Schluß mit dem Rauchen und anderen schlechten Gewohnheiten

Zufällig begann ich mit dem Schreiben dieses Kapitels am alljährlichen Großen Amerikanischen Raucherentwöhnungstag, an dem die Amerikanische Krebsgesellschaft einige Millionen Amerikaner dazu zu bringen hofft, 24 Stunden lang auf Zigaretten zu verzichten. Wie durch Meinungsumfragen festgestellt wurde, haben im letzten Jahr über 16 Millionen Menschen im ganzen Land sich zumindest bemüht, diesen ganzen Tag lang keinen Zug zu machen.

Die Idee hinter dem Großen Amerikanischen Raucherentwöhnungstag ist, daß der Mensch gegen Gewohnheiten etwas tun kann. Es ist durch Forschungen erwiesen, daß die besten Aussichten, für immer mit dem Rauchen aufzuhören, Menschen haben, die dies bereits ein- oder zweimal versucht haben.

Die Idee hinter diesem Kapitel ist eine ganz andere. Sie beruht auf unseren Erfahrungen mit tausenden chronisch süchtigen Rauchern, die heute dank unseren Methoden glückliche und gesunde Nichtraucher sind. Soviel uns bekannt ist, sind wir die älteste und erfahrenste Organisation Amerikas, die sich mit Raucherentwöhnung befaßt. Eine Menge großer Gesellschaften nehmen unsere Dienste in Anspruch, um ihren Direktoren und Angestellten die Möglichkeit zu geben, sich das Rauchen abzugewöhnen – nicht nur für einen Tag, sondern für immer.

Erinnern Sie sich, wie es war, als Sie das letzte Mal versuchten, mit dem Rauchen aufzuhören? Für wie lange ist es Ihnen gelungen? Wenn Sie sich jetzt zurücklehnen und nachdenklich an Ihrer Zigarette ziehen – können Sie sich vorstellen, daß Sie keine Zigaretten mehr mögen?

Das ist möglich. Sie können heute anfangen, Ihr Verlangen nach Zigaretten loszuwerden.

Dies ist das Große Petrie-Raucherentwöhnungs-Kapitel. Nicht für einen Tag. Sondern für Ihr ganzes Leben.

Vergessen Sie frühere „Entwöhnungen" – bereiten Sie sich auf die endgültige vor

Etwa 80 Prozent der Raucher, die zu uns kommen, haben bereits mit mindestens einer Methode versucht, mit dem Rauchen aufzuhören. Die Techniken, die wir anwenden, sind völlig anders.

Wir benützen nicht die Aversions-Therapie, bei der Sie gezwungen werden, über lange Zeitspannen hastig zu rauchen. Wir benützen auch nicht die andere Art von Aversions-Therapie, bei der Sie mit warmer stickiger, rauchiger Luft angeblasen werden. Und auch nicht die Elektroschock-Behandlung, bei der Ihnen jedes Mal, wenn Sie nach einer Zigarette greifen wollen, ein Stromstoß versetzt wird. Wir halten keine langen Überredungsvorträge.

Wir wenden Autogenic-Methoden zur Selbsthypnose an – Entspannung und Umprogrammierung –, die stärkste der Menschheit bekannte Überredungsform. Wir unterstützen Ihr bewußtes Verlangen, mit dem Rauchen aufzuhören, mit einer unterbewußten Abneigung gegen das Rauchen.

Unsere Methode funktioniert so gut, daß wir in vielen Städten jeden Monat Raucherentwöhnungs-Seminare veranstalten, ohne irgendwelche Reklame dafür zu machen. Die Teilnehmer kommen ausschließlich auf Empfehlung früherer Raucher, die daran teilgenommen haben und heute Nichtraucher sind.

Haben Sie schon mal von Outward Bound gehört? Das ist ein Training zum Überleben in der Wildnis. Es war ursprünglich ein Sommerkurs für Jugendliche, doch heute ist Outward Bound ein sich über das ganze Jahr erstreckendes Programm für Angestellte von Geschäftsfirmen – Direktoren, Sekretärinnen, Vertreter usw. Sie ersteigen gemeinsam mit Sicherheitsseilen steile Berge, überqueren auf

Seilbrücken Flüsse und hangeln sich senkrechte Klippen hinunter. Wenn Ihr Leben von Ihrer Sekretärin am anderen Ende des Seils abhängt, dann fördert das den Teamgeist und das Selbstwertgefühl. Diese Erfahrung bewirkt positive Veränderungen für das persönliche Leben und für die Firma.

Wären Sie motiviert, eine solche Woche in der Wildnis zu verbringen? Vergleichen Sie die Motivation, die es erfordert, an einem Seil von einer Klippe herabzubaumeln, mit der Motivation, die Sie brauchen, um dieses Kapitel zu lesen, legen Sie das Buch weg und wenden Sie ein paar Minuten für die Herstellung der Stimmung und der Entspannung und die erforderlichen Instruktionen auf.

Im Vergleich zu anderen, rauheren Methoden ist es ein „Klacks". Es erfordert weniger Anstrengung. Es ist weniger unangenehm. Es kostet weniger Zeit. Glauben Sie mir nicht einfach, sondern probieren Sie's.

„Man kann sich damit das Rauchen ohne Qual abgewöhnen", schreibt Hilda.

Und Leslie schreibt: „Ich war verblüfft über die Leichtigkeit, mit der ich aufhören konnte."

„Ich finde es wundervoll", sagt Martin. „Ich hab's so oft auf eigene Faust versucht, und es ist mir einfach nicht gelungen."

„Es ist die schmerzloseste Entwöhnungsmethode, die ich kenne", schreibt Herman.

Und Joyce: „Ich habe das Gefühl, nie im Leben geraucht zu haben."

Fast alle Gewohnheiten sprechen auf die Methode an, die Sie anwenden werden, um sich das Rauchen abzugewöhnen. Wir befassen uns mit dem Rauchen, doch später in diesem Kapitel werden wir Ihnen zeigen, wie Sie Autogenic benützen können, um von anderen unerwünschten Gewohnheiten, darunter Alkoholismus, Nägelkauen, Kaffeetrinken und so weiter loszukommen.

Zünden Sie sich eine Zigarette an. Tun Sie es mit voller Aufmerksamkeit.

Während Sie Ihre Zigarette paffen, achten Sie ganz genau auf den Geschmack und machen Sie sich bewußt, wie der Rauch durch Ihre Kehle in die Lunge und dann wieder herauf- und herausströmt.

Jetzt gehen Sie im Geist all die negativen Aspekte dessen, was Sie tun, durch – all die Ihnen bereits bekannten Gründe, mit dem Rauchen aufzuhören. Hier einige Erinnerungshilfen, doch stellen Sie Ihre eigene Liste auf. Beginnen Sie mit dem, was Sie bereits wissen und als das Wichtigste betrachten, und fügen Sie dann hinzu, was Ihnen neu einfällt:

- Der schlechte Geschmack in meinem Mund
- Die Unempfindlichkeit meiner Geschmacksknospen für gute Aromen
- Die unangenehmen Wirkungen des Rauchs auf meinen Mund, meine Kehle und meine Nase
- Die gelbe Verfärbung meiner Zähne und Fingerspitzen
- Die Nikotinflecken an meiner Kleidung
- Der Gestank, den ich in meiner Umgebung verursache
- Die Brandflecken an Möbeln und die Feuergefahr durch meine brennenden Zigaretten
- Der Husten und die Verschleimung durch mein Rauchen
- Meine Angst vor Lungenkrebs und die Verstärkung dieser Angst und dieses Risikos, so lange ich rauche
- Der Tabakgeruch meines Atems und seine negative Wirkung auf andere
- Die steigenden Kosten für Zigaretten
- Die persönliche Abneigung, mit der mein Rauch andere erfüllt
- Meine Kurzatmigkeit und mein Energiemangel als Folgen des Rauchens
- Die Schädigungen, die mein Rauchen meiner Lunge, meinem Herz und meinem Kreislaufsystem zufügt
- Das frühzeitige Altern der Haut durch Rauchen
- Die Lebensverkürzung, die mir das Rauchen einbringt

Während Sie über jeden Punkt nachdenken, sehen Sie sich selbst bildlich in einer entsprechenden Situation.

Vielleicht haben Sie bereits, bevor Sie Ihre Liste noch einmal ganz durchgesehen haben, den Wunsch, Ihre Zigarette auszudrücken.

Ihre Autogenic-Stimmung ist hergestellt.

Ihr letzter Schritt als Raucher

Rauchen ist eine Sucht. Um eine Sucht zu durchbrechen, muß man sich tiefer entspannen als bei einer leichteren Gewohnheit oder einem persönlichen Tick.

Aus diesem Grund hängen wir an die Kassette oder an den Vorlesetext, den Sie bereits benützen, einen weiteren Teil an.

Beginnen Sie mit dem Text im 2. Kapitel, Seite 38, der mit den Worten beginnt: „Machen Sie es sich bequem und schließen Sie die Augen."

Unterbrechen Sie vor den Worten: „Gleich werden Sie bis 10 zählen." Fügen Sie hier den folgenden Text an.

Sie können diesen Text entsprechend ändern, damit er auch gegen andere Süchte wie Haschisch, Alkoholismus und Drogen benützt werden kann. Ich komme später in diesem Kapitel darauf zurück.

Der folgende Text vertieft Ihre Entspannung zur wirksamen Behandlung von Süchten, und er enthält die Änderungsformel. Sie werden sehen, daß durch allmählich immer stärkere Änderungsformeln eine immer tiefere Entspannung erfolgt. Am Ende finden Sie das (von 1 – 7) verkürzte Wachzählen zur Beendigung Ihrer Autogenic-Sitzung. Und zur Beendigung Ihrer Rauchsucht.

Wenn es Ihnen nicht möglich ist, den Text auf Kassette aufzunehmen, lassen Sie sich ihn durch einen Freund vorlesen.

„Während du dich weiter entspannst, brauchst du nichts weiter zu tun, als dir meiner Stimme bewußt zu sein. Du brauchst dich nicht einmal auf sie zu konzentrieren. Sei dir ihrer einfach bewußt und spüre, wie sich dein Körper entspannt. Während du dich mehr und mehr entspannst, werden all die Suggestionen, die ich dir gebe, die

Wirkung haben, daß du sie haben willst. Während du dich weiter entspannst und weiter das Gefühl der Schwere spürst, empfindest du auch wieder Schläfrigkeit. Und du fühlst dich behaglich. Du fühlst dich ganz behaglich. Ja, du fühlst dich so behaglich, daß du kein Verlangen hast, dich zu bewegen, kein Verlangen, an irgendetwas zu denken. Du willst nur deine Empfindungen genießen, und nichts stört dich. Während ich dir sage, daß du dich ganz behaglich fühlst, fühlst du dich immer behaglicher, und während du tiefer und tiefer treibst, hast du kein Verlangen, dich zu bewegen oder zu sprechen oder irgendetwas zu tun. Du hast nur das Verlangen, dich zu entspannen, und du entspannst dich. Dein Körper wird immer entspannter. Du brauchst kein Verlangen zu haben, dich zu bewegen, nur das Verlangen, dich zu entspannen. Du wirst sehen, daß dieses Gefühl so ähnlich ist, als wenn du in Schlaf versinkst, aber du kannst mich weiter hören, du kannst mich hören und brauchst auf nichts anderes zu achten. Du entspannst dich immer mehr, wie ich es gesagt habe. Du wirst immer schläfriger, wie ich es gesagt habe. Und alle Suggestionen, die ich dir jetzt gebe, werden voll wirksam sein. Ich werde von 5 bis 1 zählen, und während ich das tue, ist es dir möglich, in einen noch tieferen Zustand zu sinken, und wenn ich bei 1 ankomme, fühlst du, daß du noch tiefer entspannt bist, fühlst du dich noch behaglicher, noch schläfriger. Ich beginne jetzt zu zählen. Fünf – spüre, wie du noch viel tiefer sinkst, viel tiefer in die Entspannung, immer weiter weg von der Außenwelt. Genieße einfach, wo du bist, was du tust, was du fühlst. Vier – jede Zahl trägt dich tiefer und tiefer, mit jedem Wort, das ich sage, mit jedem Moment, ist es dir möglich, tiefer zu sinken. Drei – tiefer, ganz tief, als ob du einschläfst, immer tiefer und tiefer. Du spürst, wie du in diesen ganz tiefen Zustand sinkst, immer tiefer und tiefer, und dieser Zustand ist so angenehm, so schön, daß du auf nichts anderes achtest. Du brauchst dich um nichts anderes zu kümmern, um gar nichts. Zwei – während ich weiter zu dir spreche, sinkst du tiefer. Alle Suggestionen, die ich dir geben werde, werden voll wirksam sein. Du reagierst immer besser auf meine Suggestionen, immer besser. Während die Zeit vergeht, während ich zu dir spreche, treibst du immer tiefer und reagierst immer besser. Und du reagierst immer besser auf alle

Suggestionen, die ich dir gebe. Bei der nächsten Zahl wirst du spüren, wieviel tiefer noch du entspannt bist. Ein – tief, ganz tief entspannt. Du bist jetzt so tief entspannt, daß du imstande bist, alle Suggestionen, die ich dir geben werde, vollkommen anzunehmen, und alles, was ich dir sage, wirst du spüren. Alles, was ich dir sage, wird geschehen, wird genau so geschehen, wie ich es dir sage. Und jedes Gefühl, von dem ich dir sage, daß du es spüren sollst, wirst du genauso spüren, wie ich es sage. Von jetzt an wirst du einen totalen Widerwillen gegen das Rauchen spüren, und alle früheren Gefühle, die für dich mit dem Rauchen verbunden waren, dein Bedürfnis, zu rauchen, dein Wunsch, zu rauchen, dein Verlangen, zu rauchen, diese alten Gefühle werden schnell und vollkommen verschwinden. Du wendest dich jetzt ab von deiner Rauchsucht, und dir ist bewußt, wie positiv es ist, mit dem Rauchen aufzuhören. Du empfindest großen Stolz über das von dir gegebene Versprechen, mit dem Rauchen aufzuhören. Du bist kein Sklave dieser schädlichen Gewohnheit mehr und wirst es nie mehr sein. Du wirst es jetzt als Schwäche betrachten, daß andere Menschen rauchen, und daß du nicht rauchst, als Stärke. Du hast kein Verlangen mehr, das giftige Teer, das giftige Nikotin in deine Lungen einzuatmen, so daß sie schwarz werden und sich mit Schleim füllen. Zigarettenrauch einzuatmen wird dir vorkommen wie Dreck und Schleim einzuatmen, und es wird dir so widerlich, so ekelhaft sein, daß dein Verlangen, keine Zigarette mehr anzurühren, so stark ist und bleibt, daß es das Verlangen, zu rauchen, völlig auslöscht. Die Angst vor Emphysem, vor Herzkrankheiten, vor Krebs, vor Kurzatmigkeit, vor Kreislaufstörungen, vor Energieverlust, diese Ängste, die jeden Raucher erfüllen, verstärken deinen Wunsch, mit dieser schrecklich schädlichen Gewohnheit nichts mehr zu tun haben zu wollen. Du entspannst dich jetzt noch mehr und empfindest diese Entspannung als herrlich angenehm. Spüre nur, wie angenehm diese Entspannung ist. Du hast kein Verlangen, etwas daran zu ändern. Du willst gar nichts ändern, nur diese angenehme Entspannung spüren. In dir sind keine anderen Gedanken, nur das Gefühl, daß du dich noch tiefer entspannst, noch tiefer und tiefer sinkst, fort von allem um dich herum. Und in dieser Entspannung fühlst du dich immer behaglicher, denn es ist herrlich angenehm, wie du tiefer und tiefer sinkst und dich immer tiefer und tiefer entspannst. Bald wirst du imstande sein, in aller Ruhe meine Stimme zu hören und das Gefühl, das ich dir geschildert habe, zu genießen. Das Gefühl tiefer Entspannung zu genießen, das so angenehm für dich ist. Du brauchst nur zuzuhören, wie ich zu dir spreche und sonst nichts zu tun, nur mir zuzuhören. Stell dir vor, daß alles um dich herum, alles, was dich umgibt, nur dieses weiche Kissen der Entspannung ist, daß diese tiefe Ruhe dir erlaubt, nur dahinzutreiben und dich zu entspannen, dahinzutreiben ohne jede Spannung, ohne Streß, ohne Angst, ohne Sorge, nur dahinzutreiben und dich zu entspannen und absolut nichts zu tun. Und jetzt wirst du spüren, daß du dich noch mehr entspannst, daß du nur meiner Stimme lauschst, die dich entspannt und mit dem Gefühl erfüllt, daß eine angenehme Schwere sich langsam in dir ausbreitet. Die Entspannung erfüllt deinen Körper mit einer angenehmen, herrlichen Schwere. Du fühlst dich so wohl, du lauschst meiner Stimme ohne jede Anstrengung, ohne jede Mühe. Du treibst immer weiter weg von Streß, treibst immer weiter weg von Angst und Spannung, treibst immer näher zu vollkommener Ruhe und Wohlbehagen. Du fühlst dich jetzt so wohl, so ruhig, und dein Zustand ist so angenehm, daß du keinerlei Verlangen hast, dich zu bewegen. Du willst nur ruhen, immer tiefer und tiefer und tiefer in diese Ruhe sinken. Und in dieser Ruhe denkst du wieder an deinen Entschluß, mit dem Rauchen aufzuhören. Dich selbst mit einer Zigarette zu sehen, ist dir zutiefst zuwider. Du wirst dich nie wieder für eine Zigarette und gegen deine Gesundheit entscheiden. Du wirst Gesundheit viel besser finden als es eine Zigarette je sein könnte, und du wirst deine Rauchsucht durch keine andere negative Gewohnheit, wie etwa Eßsucht, ersetzen. Dein Appetit wird nicht im mindesten stärker werden, du wirst absolut kein Verlangen haben, mehr zu essen. Von jetzt an wird dich die beruhigende Gewißheit erfüllen, daß du mit etwas zutiefst Widerlichem aufgehört und etwas sehr Positives für dich getan hast. Du wirst deine frühere Gewohnheit, zu rauchen, vollkommen besiegt haben. Es wird absolut keine Situationen und Umstände geben, in denen du dich zu rauchen entschließt. Dir ist jetzt klar, daß eine Zigarette nicht von Spannung befreit, nicht von Angst befreit. Dir ist jetzt klar, daß Zigaretten nichts weiter getan haben, als langsam auf widerliche Weise dein Leben wegzufressen, deine Gesundheit zu zerstören wie eine Krankheit. Entspanne dich jetzt vollkommen, immer tiefer und tiefer, und während du dich entspannst und dich ganz entspannt fühlst, empfindest du all die Gefühle der Schwere, von denen ich gesprochen habe. Wehre dich nicht dagegen, genieße sie voll und ganz. Die Entspannung ist so gut für dich. Du bist ganz ruhig, ohne Streß, ohne Spannung, ohne Angst, und während du dich entspannst und dahintreibst, hast du das Gefühl, du treibst immer weiter weg von allem um dich herum. Und wenn dich dieses herrliche Gefühl erfüllt, zergliedere nicht deine Gedanken und Gefühle, laß deinen Geist ganz passiv sein und laß zu, daß dich diese Gefühle der Ruhe schützend umgeben. Ich lenke deine Gedanken jetzt wieder auf das Ende des Rauchens. Und du wirst jetzt voll begreifen, daß du dadurch, daß du zu rauchen aufgehört hast, den Kreislauf von Krankheit und Zerstörung beendet hast und daß du jetzt beginnst, dich von all dem Dreck zu reinigen, alles Schädliche aus deinen Lungen, deinem Körper auszuscheiden. Daß du jetzt deine Gesundheit wiederherstellst, alle Schäden gutmachst und dich mit Kraft und Vitalität erfüllst. Es ist sehr entspannend und beruhigend für dich, daß du deine Gesundheit wiederherstellst, alle Schäden gutmachst und dich mit Kraft und Vitalität erfüllst. Und während ich jetzt von fünf bis eins zähle und du mit jeder Zahl noch tiefer in Entspannung sinkst, wirst du immer weiter und weiter wegtreiben von dem Verlangen, je wieder eine Zigarette zu rauchen. Ich beginne jetzt zu zählen. Fünf – laß dich tiefer treiben, immer weiter und weiter weg von dem Verlangen, je wieder zu rauchen. Vier – noch tiefer treiben. Drei, zwei, eins. Und alle Suggestionen, die ich dir gegeben habe, alle Suggestionen, die ich dir geben werde, werden voll wirksam sein, und die Kraft dieser Suggestionen wird nie schwinden, nie nachlassen. Sie sind jetzt für immer in dir verankert, jede Minute jedes Tages. Und jeden Tag ohne Zigaretten, ohne Rauchen, wird deine körperliche und geistige Kraft wachsen. Die Zigaretten rauben nicht mehr deine Kraft und umnebeln nicht mehr deine Sinne, und so wirst du immer klarer, immer wacher, immer stärker. Und da die Zigaretten nicht mehr deine Blutgefäße verengen und dein Herz nicht mehr härter schlagen lassen, werden deine Nerven nun mit jedem Tag stärker und ruhiger. In den nächsten Tagen wird dein Stolz darauf, daß du zu rauchen aufgehört hast, so groß und das Gefühl von Gesundheit, das dich erfüllt, so stark sein, daß du überhaupt nicht ans Rauchen denkst. Du wirst Zigaretten nur mit Abscheu betrachten, und sollte dir einen Moment lang der Gedanke an eine Zigarette kommen, wirst du einfach mit dem weitermachen, was du eben tust, und der Gedanke wird rasch vorbeigehen und keinerlei Wirkung mehr auf dich haben. Jeden Tag ohne Zigaretten wirst du ruhiger, klarer, gelassener werden. Du wirst dich viel weniger leicht sorgen oder aufregen. Du wirst imstande sein, klarer zu denken, dich leichter zu konzentrieren, und von jetzt an wirst du Zigarettenrauchen als das sehen, was es wirklich ist: eine widerliche, scheußliche Gewohnheit. Nie wieder wird der Gedanke an eine Zigarette Freude in dir auslösen, und da du zu rauchen aufgehört hast, wird dein Wohlbefinden immer größer werden, wird dein Gefühl von Ruhe und Sicherheit immer stärker werden, stärker als seit langer, langer Zeit. Und jeden Tag ohne Zigarette wirst du dich entspannter fühlen und bleiben, geistig und körperlich. Und da du immer entspannter sein und bleiben wirst, wirst du mehr Vertrauen zu dir selbst entwickeln, viel mehr Vertrauen in deine Fähigkeit, ohne eine Zigarette zu brauchen, tun zu können, was immer du zu tun hast. Und du wirst Vertrauen in deine Fähigkeit haben, ohne Angst, ohne Spannung, ohne Frustration, ohne Unruhe auf Zigaretten zu verzichten, und deshalb wirst du dich von Tag zu Tag unabhängiger fühlen; unabhängig von der Sucht zu rauchen, und du wirst wissen, daß du, so schwierig und mühevoll irgendwelche Dinge auch sein mögen, leicht und ohne jedes Verlangen nach einer Zigarette mit ihnen fertig wirst. Denn all dies wird genauso sein, wie ich es dir sage, und du wirst viel glücklicher sein, viel zufriedener, viel fröhlicher, viel optimistischer. Denke daran, es gibt absolut keine Umstände, unter denen du dich je wieder entschließen würdest, zu rauchen. Du bist jetzt ganz entspannt, du bist imstande, voll auf die Suggestionen, die ich dir gegeben habe, zu reagieren, und du wirst alles empfinden, was ich dir gesagt habe. Und alles wird genauso geschehen, wie ich es gesagt habe. Alles wird genauso sein, wie ich es gesagt habe. Ich werde jetzt gleich bis sieben zählen, und wenn ich bei sieben ankomme, wirst du die Augen öffnen und hellwach sein und dich nach dieser langen herrlichen Entspannung wunderbar wohl fühlen. Du wirst dich völlig entspannt fühlen, geistig und körperlich, ruhig und gelassen. Du kannst jetzt allmählich in einen Zustand normaler Aktivität zurückkehren, und die Gefühle von Schwere, Schlaffheit und Lethargie werden vollkommen verschwinden. Ich werde jetzt zählen, und mit jeder Zahl wirst du wacher und wacher und fühlst dich ruhig, gelassen und herrlich entspannt. Jetzt zähle ich. Eins, zwei, drei, vier, fünf, sechs, sieben. Wach jetzt auf. Wach auf.

Immer, wenn du von jetzt an diese Suggestionen wiederholen willst, brauchst du es dir nur bequem zu machen und diesen Text anzuhören. Im Moment, da du meine Stimme hörst, wirst du sofort darauf reagieren, und alle Suggestionen, die ich dir gebe, werden jedes Mal, wenn du sie hörst, voll wirksam sein. Sollte der Text irgendwann einmal, während du zuhörst, aus irgendeinem Grund unterbrochen werden, oder sollte irgendein äußerer Vorfall dich herausreißen, dann wirst du sofort die Augen öffnen und bereit sein, mit voller Aufmerksamkeit das Notwendige zu unternehmen."

Sechs Veränderungen beenden fast jede Gewohnheit

Auch wenn nicht Rauchen Ihre unerwünschte Gewohnheit ist, können Sie den obigen Text verwenden. Sie müssen ihn lediglich so ändern, daß er zu Ihrem speziellen Problem paßt, denn die Prinzipien bleiben die gleichen.

Dies sind die sechs Veränderungen, die in Ihnen vor sich gehen müssen, damit Sie von einer unerwünschten Gewohnheit loskommen.

1. Werden Sie sich der Gewohnheit bewußt.
2. Zählen Sie die Gründe auf, warum die Veränderung stattfinden soll.
3. Treffen Sie die Entscheidung, daß Sie von der Gewohnheit frei sein und sich anders verhalten wollen.

4. Setzen Sie sich eine zeitliche Grenze zur Herstellung der Kassette und für den Beginn Ihres Autogenic-Programms.
5. Stellen Sie die erforderliche Stimmung her und bewirken Sie die Änderung durch den Autogenic-Text (auf Kassette oder durch Vorlesen).
6. Bekräftigen Sie die Änderung durch Wiederholung.

Katherina war eine starke Raucherin. Als ihr Arzt ihre Lungen untersucht hatte, riet er ihr, sofort mit dem Rauchen aufzuhören. Sie ging zu einem Hypnotherapeuten und hatte mit Methoden, die den unseren ähneln, Erfolg. Einige Zeit danach hatte sie ein stark belastendes emotionales Erlebnis, das sie nach einer Zigarette greifen ließ. Sie erkannte die Gefahr, wieder süchtig zu werden, und griff statt dessen nach dem Telefon. Sie rief ihren Therapeuten an. Er befand sich in einem zweiwöchigen Urlaub. Mit einem resignierenden Seufzer zündete sie sich eine Zigarette an. Sie rauchte wieder wie zuvor. Bald mußte sie mit einem Emphysem ins Krankenhaus. Nach ihrer Entlassung kam sie in unsere Praxis, lernte sich selbst zu hypnotisieren und erlitt keinen Rückfall mehr.

Für die obigen sechs Veränderungen zur Durchbrechung einer Gewohnheit ist niemand anderer erforderlich als *Sie*.

Sie haben die Verantwortung. Sie haben die Fähigkeit. Sie können von Ihren Gewohnheiten loskommen und frei von ihnen bleiben. Sie können Ihre Lebensqualität verbessern.

Autogenic gegen Haschisch, Alkohol und Drogen

Die Autogenic-Methode zur Abgewöhnung des Marihuana-Rauchens ist die gleiche wie beim Tabakrauchen, mit einem Unterschied.

Zünden Sie sich keinen Joint an, während Sie die schädlichen Wirkungen und Gefahren durchgehen. Unter der Wirkung von Marihuana sind Sie dafür nicht aufnahmefähig und können sich deshalb nicht in die erforderliche Stimmung versetzen. Das gleiche gilt, wenn Sie von Alkohol betrunken oder „high“ von Drogen sind.

Stellen Sie eine Liste der Probleme auf, die mit dem Marihuana-

Rauchen verbunden sind – der Einfluß auf Ihre Arbeit, Ihre geistigen Fähigkeiten, Ihre Gesundheit, die Beziehungen zu Familienmitgliedern, Nachbarn und Kollegen.

Fassen Sie dann den Text ab, wobei Sie statt Tabak Marihuana und die entsprechenden Schädigungen und Gefahren einsetzen.

Alkoholiker können den Text entsprechend für Alkohol abfassen, Drogensüchtige für ihren speziellen Zweck.

Ein Wort noch über Drogensucht. Verschieben Sie die Anwendung von Autogenic keinen einzigen Tag, denn als Selbsthilfe-Methode wirkt es nur in frühen Stadien. Physische Süchte erfordern später physische Veränderungen, die nur mit Hilfe eines Fachmannes bewirkt werden können.

David, 37, war drogensüchtig. Er hatte schon in der High School begonnen, Drogen zu nehmen. „Vor kurzem“, sagte er, „habe ich angefangen, jeden Tag Drogen zu nehmen, weil ich ‚high‘ am glücklichsten bin.“

Er kam zu uns, weil er kein Ziel, keine Richtung hatte; weil er schon wiederholt in stationärer psychiatrischer Behandlung gewesen war; weil er voll Spannung, depressiv und von Schuldgefühlen geplagt war.

Bei seinem Vorgespräch stellte sich heraus, daß Davids Drogenmißbrauch in der Einnahme von „Beruhigungsmitteln“ und Hustensirup, der Tranquilizer enthielt, und gelegentlich von härteren Drogen bestand.

David machte die auf diesen Seiten dargestellten Übungen zur Entspannung und Beseitigung von Gewohnheiten. Außerdem benützte er eine Änderungsformel zur Verminderung von zwischenmenschlichen Spannungen, die hauptsächlich bei der Arbeit auftraten, und die sein Ich- und Selbstwertgefühl verstärkten.

Bei einer drei Monate später durchgeführten Nachuntersuchung wurde festgestellt, daß David immer, wenn er sich angespannt fühlte, statt Drogen zu nehmen, die Entspannungsübungen machte. Er war nun imstande, sich Ziele zu setzen, und er hatte Selbstvertrauen gewonnen und ein besseres Selbstbild aufgebaut. Zusätzlich besuchte er Gruppensitzungen in einem Drogenzentrum, um andere zu unterstützen.

Wie Sie sehen, handelte es sich hier, wie bei der Eßsucht, um einen doppelten Angriff. Man muß die Sucht selbst angreifen und zugleich die emotionale Schwäche, die zu der Sucht geführt hat. Lesen Sie in diesem Kapitel nach, wie das mit Autogenic möglich ist.

Bei allen diesen Suchtproblemen sollten die Stimmungsformel und der erweiterte Entspannungstext, einschließlich der Änderungsformel mit den Bekräftigungen, anfangs täglich und später alle paar Tage wiederholt werden, bis kein Verlangen mehr nach dem „Stoff" besteht.

Autogenic gegen schlechte Angewohnheiten und unerwünschtes Verhalten

Schlechte Angewohnheiten, bei denen es sich um kein Suchtverhalten handelt, erfordern nicht so intensive Autogenic Methoden wie Rauchen, Trinken usw.

Der Erfolg kann mit einer einfachen Stimmungsformel, einem Standard-Entspannungstext und einer direkten Änderungsformel erreicht werden.

Wenn Sie Ihren Standard-Entspannungstext (auf Kassette oder vorgelesen) benützen wollen, dann können Sie diesen mit den folgenden Stimmungs- und Änderungsformeln gegen schlechte Angewohnheiten und Verhaltensstörungen kombinieren:

Nägelkauen	Daumenlutschen
Haarezwirbeln	Bettnässen
Kaffeetrinken	Stottern

Nägelkauen:

Stimmungsformel: Sehen Sie sich selbst mit schönen Fingernägeln, wie Sie in einer typischen Situation Ihre Hände benützen und stolz darauf sind, statt sich zu schämen.

Änderungsformel: „Meine Fingernägel sind mir wichtig. Sie gehören zur Haut meines Körpers. Meine Liebe und Sorge gilt ihnen ebenso wie meinem übrigen Körper. Ich brauche meine Nägel nicht abzukauen. Immer, wenn ich nervös oder angespannt bin, atme ich tief ein und fühle mich entspannt und zuversichtlich."

Haarezwirbeln:

Stimmungsformel: Sehen Sie sich in der Zwei-Wege-Situation. Auf dem linken Weg zwirbeln und zupfen Sie Ihre Haare. Die Leute bemerken das, und Sie fühlen sich unbehaglich und verlegen. Auf dem rechten Weg streichen Sie sich nur einmal übers Haar. Niemand bemerkt das. Sie fühlen sich ausgezeichnet und wählen den rechten Weg.

Änderungsformel: „Es macht mir keinen Spaß mehr, meine Haare zu zwirbeln. Es stört mich. Immer, wenn ich das Verlangen habe, mein Haar zu spüren, fahre ich einmal mit der Hand darüber, um es glatt zu streichen, und bin voll befriedigt."

Kaffeetrinken:

Stimmungsformel: Machen Sie die Zwei-Wege-Übung. Auf dem linken Weg sehen Sie sich, wie Sie zu viel Kaffee trinken. Sie sehen, wie nervös Sie sind und denken an die möglichen Wirkungen auf Ihr Herz, an die kurzen Energiesteigerungen, gefolgt von langen Zeiten verminderter Energie – Hochs und Tiefs. Auf dem linken Weg sehen Sie sich, wie Sie nur eine Tasse am Morgen trinken. Den restlichen Tag lang sind Sie ruhig und gelassen. Sie sind voll gleichbleibender Energie und gesünder.

Änderungsformel: „Meine Nerven sind stärker und ruhiger. Ich bin imstande, mit allem im Leben fertig zu werden, wie es auch kommt. Ich brauche keinen Kaffee nach und zwischen den Mahlzeiten.Ich gebe ihn auf."

Daumenlutschen:

Stimmungsformel: Sehen Sie sich frei von der Gewohnheit. Der Daumen in Ihrem Mund ist widerlich. Sehen Sie sich in Situationen, in denen Sie versucht sind, am Daumen zu lutschen. Sie tun es jedoch nicht. Ihre Hände liegen entspannt auf ihrem Schoß.

Änderungsformel: „Ich mag den Geschmack meines Daumens nicht. Ich finde es unhygienisch, daran zu lutschen. Immer, wenn ich den Drang spüre, den Daumen in den Mund zu stecken, brauche ich nur tief einzuatmen. Wenn ich ausatme, ist der Drang weg."

Bettnässen:

Stimmungsformel: Sehen Sie sich, wie Sie mitten in der Nacht aufstehen und auf die Toilette gehen. Sehen Sie, welche Zeit die Uhr anzeigt. Als nächstes sehen Sie auf der Uhr die Zeit, zu der Sie meistens aufwachen. Ihr Bett ist trocken.

Änderungsformel: „Ein trockenes Bett ist mir lieber als ein nasses Bett. Ich wache leicht auf, wenn ich urinieren muß. Ich gehe auf die Toilette und tue es. Ich gehe wieder zu meinem Bett zurück und schlafe leicht ein."

Stottern:

Stimmungsformel: Sehen Sie sich langsam und natürlich sprechen, ohne Verlangen, schneller zu sprechen ohne zu stottern. Sie sind selbstsicher und entspannt.

Entspannungsformel: Wenn Sie Ihre Entspannungskassette nicht aufnehmen können, ohne zu stottern, lassen Sie den Text von einem Freund sprechen.

Änderungsformel: „Ich achte nicht mehr auf meine Sprache. Ich spreche etwa auf die gleiche Weise wie ich gehe. So wie ein Schritt dem anderen folgt, ohne daß ich mich darum kümmere, so folgt ganz natürlich ein Wort dem anderen. Ich bin hinsichtlich meines Sprechens ganz entspannt, immer entspannter mit jedem Wort, das ich sage."

Jeff, 25, war Atemtherapeut. Er stotterte praktisch ständig, wenn er sprach, was natürlich in seinem Beruf eine Belastung war. Er kam in unsere Praxis, weil er sich darüber ärgerte. „Ich habe Angst bei meiner Arbeit. Das paßt mir nicht."

Mit der Stimmungs-, Entspannungs- und Änderungsformel, die Jeff anwandte, begann sich Jeffs Sprache zu bessern. Nach ein paar Monaten berichtete er, daß er sich selbstsicherer fühlte, sich weniger Sorgen wegen seiner Sprache machte und nicht mehr so viel Grund zur Angst hatte. Er stotterte nur noch selten. Seine Arbeit machte ihm Freude, und das wirkte sich günstig auf seine therapeutischen Fähigkeiten aus.

Gewohnheiten können geändert werden. Hypnose oder Selbsthypnose – wie sie bei Autogenic angewandt wird – ist Ihr bestes Mittel dafür.

9. Kapitel

Wie man Begabungen und Fähigkeiten verbessert

Sie können unerwünschte Gewohnheiten ablegen. Sie können auch erwünschte Gewohnheiten verbessern. Begabungen und Fähigkeiten sind erwünschte Gewohnheiten.

Begabungen und Fähigkeiten können verbessert werden, indem man sie wie Gewohnheiten behandelt, die man verstärken möchte.

Mein Mitautor, Dr. Robert Stone, hat in 30 Jahren 68 Bücher geschrieben. Schreiben ist eine Fähigkeit von ihm. 1975 hatte er in 24 Jahren 48 Bücher geschrieben. Das sind genau zwei Bücher pro Jahr. Dann wandte er Autogenic zur Verbesserung seiner Fähigkeit an. In den nächsten sechs Jahren schrieb er 20 Bücher. Das sind dreieindrittel Bücher pro Jahr – eine Steigerung von 65 Prozent!

Auf welche Weise wandte er die Methode an? Ich lasse es ihn selbst erzählen:

> „Ich stellte jeden Tag die Stimmung her, indem ich mir vorstellte, daß ich am nächsten Tag mehr leisten würde. Dann entspannte ich mich. Meine Änderungsformel verband ich fünf Minuten lang mit bildlichen Vorstellungen. Indem ich tatsächlich die Worte zähle, sehe ich, wie meine Produktion sich in Qualität und Quantität von z. B. 1100 auf 1200 Worte steigert. Ich sehe, wie neue Verträge unterzeichnet werden, wie Pläne für neue Bücher gemacht und mehr Worte geschrieben werden. Seit ich vor etwa sechs Jahren mit Autogenic begann, habe ich meine tägliche Leistungsfähigkeit verdoppelt. Und ich schreibe leichter und besser denn je zuvor. Wenn Sie mir nicht glauben, fragen Sie meinen Bankier."

Warum wollen Sie es sich nicht selbst beweisen, statt seinen Bankier zu fragen? Hier eine einfache Übung, die Sie mit einem Gummiball und einem Papierkorb machen können. Setzen Sie sich etwa drei Meter von dem Papierkorb auf einen Stuhl. Wenn es Ihnen leicht fällt, den Ball in den Papierkorb zu werfen, vergrößern Sie die Entfernung. Stellen Sie fest, wie oft Sie bei zehn Würfen in den Papierkorb treffen. Dann schließen Sie die Augen, entspannen Sie sich und stellen Sie sich innerlich vor, daß Sie leicht mit jedem Wurf treffen. Öffnen Sie nach zwei oder drei Minuten die Augen und machen Sie wieder zehn Würfe. Ihre Trefferzahl hat sich verbessert.

Sieben Schritte zur Verbesserung einer Fähigkeit

Zu den Fähigkeiten, mit denen wir uns in diesem Kapitel beschäftigen, gehören Sportarten wie Tennis, Golf und Bowling; körperliche Übungen wie Jogging, Laufen und Schwimmen sowie Betätigungen wie Nähen, Gärtnern und Maschineschreiben, Buchhaltung, Schreiben und das Spielen von Musikinstrumenten.

Wie immer gibt es auch hier drei Hauptschritte: Die *Stimmungsformel*, die *Entspannungsformel* und die *Änderungsformel.*

Ich werde Ihnen die Stimmungsformel und die Änderungsformel für alle oben genannten Fähigkeiten und Betätigungen sagen. Beginnen Sie mit dem Standard-Entspannungstext im 2. Kapitel, S. 38 und fügen Sie dann vor dem Wachzählen die Änderungsformel für die von Ihnen ausgewählte Fähigkeit hinzu.

1. Lesen Sie die Stimmungsformel für die Fähigkeit, die Sie zu verbessern wünschen, wie unten angegeben.
2. Setzen Sie sich in einen bequemen Sessel und stellen Sie den Kassettenrecorder mit der eingelegten Entspannungskassette bereit (oder bitten Sie einen Freund, Ihnen den Text aus dem 2. Kapitel vorzulesen).
3. Gehen Sie innerlich Ihre Stimmungsformel durch.
4. Schalten Sie die Kassette ein (oder bitten Sie Ihren Freund, mit dem Vorlesen zu beginnen).

5. Der Entspannungstext geht in die Änderungsformel für die von Ihnen ausgewählte Fähigkeit über.
6. Sie werden in der Änderungsformel aufgefordert, sich fünf Minuten lang bildlich vorzustellen, wie Sie Ihre Fähigkeit perfekt beherrschen. Tun Sie das.
7. Nach etwa fünf Minuten zählen Sie von eins bis zehn mit der Anweisung, daß Sie bei zehn hellwach sind und sich besser als zuvor fühlen.

Beginnen wir mit den Sportarten.

Wie Sie Ihre Fähigkeiten in Golf, Tennis und Bowling verbessern können

Bei den Änderungsformeln in diesem Kapitel handelt es sich um Wachträume, das heißt: Sie werden fantasieren.

Für manche Menschen hat der Begriff Wachtraum eine negative Bedeutung. Fantasieren ist für sie etwas, dem sich ein „Tunichtgut" hingibt. Wenn Sie zu diesen Menschen gehören, dann müssen Sie Ihre Meinung revidieren.

Die Imaginationen, denen Sie sich im Wachtraum oder in der Fantasie hingeben, sind nichts anderes als Programmierungen, mit denen wir den Gehirnneuronen beibringen, sich auf die von uns gewünschte Weise zu verhalten. Wachträume haben die Tendenz, sich zu verwirklichen, und diese Tendenz wird durch den tiefen Entspannungszustand, der ein wesentlicher Bestandteil des Prozesses ist, wesentlich verstärkt.

Es gibt noch eine andere Möglichkeit als den Wachtraum, um dieses Ziel zu erreichen: die Benützung des Pendels. Ich sage Ihnen später Näheres darüber.

Eine Baskettball-Schülermannschaft wird in zwei Gruppen geteilt. Die eine Gruppe trainiert jeden Nachmittag auf dem Sportplatz. Die Mitglieder der anderen Gruppe gehen nach Hause, entspannen sich und stellen sich das Training bildlich vor. Nach einer gewissen Zeit haben beide Gruppen in gleichem Maß ihre Leistungen verbessert.

Eine Baseballmannschaft steht in der Ligatabelle an letzter Stelle. Sie absolviert ein Training in entspannter Visualisation. Nach einigen Monaten rückt sie an die Spitze der Liga vor.

Ein professioneller Golfspieler spielt vor dem Turnier eine Übungsrunde auf dem Platz. Dann geht er in sein Hotelzimmer und entspannt sich. Er stellt sich vor, wie er ein Loch nach dem anderen auf perfekte Weise trifft. Bis zum Beginn des Turniers tut er dies ein paarmal. Er gewinnt.

Die Muskeln des Körpers reagieren auf bildliche Vorstellungen. Sie haben das selbst bei der Vorstellung mit der Einkaufstasche und dem Luftballon erlebt. Auf diese Weise werden viele körperliche Probleme verursacht, und auf diese Weise können wir sie auch beseitigen.

F. Matthias Alexander, ein australischer Schauspieler, verlor im Jahre 1894 seine Stimme. Ihm war klar, daß eine geistige Ursache vorlag, und so dachte er sich eine geistige Übung aus, die ihm schnell half. Heute wird die Alexander-Technik von hunderten von Spezialisten in der ganzen Welt gelehrt. Das Wesentliche daran ist, auf eine bestimmte Weise zu denken, während man seine Körperhaltung verändert oder sich bewegt, z. B.: „Mein Nacken ist frei, damit mein Kopf sich vorwärts und aufwärts bewegen und mein Rücken sich strecken kann." Durch diese bildliche Vorstellung streckt sich der Körper, die Haltung verbessert sich, innere Spannungen und Disharmonien werden gelöst und körperliche Probleme beseitigt.

Das körperliche Problem beim Basketball – den Korb nicht zu treffen – verschwindet deshalb, weil die Angst vor Mißerfolg durch geistige Bilder vom perfekten Wurf ersetzt werden. Das gleiche geschieht beim Golf- und Baseballspielen und bei allen anderen Sportarten, in denen man bessere Leistungen anstrebt.

Autogenic für Tennis, Golf und Bowling

Ich setze voraus, daß alle Leser wissen, worin eine perfekte Leistung in ihrer Sportart besteht.

Wenn Sie nie ein gutes Tennisspiel, einen professionellen Golfspieler oder erstklassige Bowling-Spieler gesehen haben, brauchen Sie nicht weiterzulesen. Suchen Sie sich zuerst eine Möglichkeit, Spitzentalente bei ihrer Tätigkeit zu beobachten. Das trifft auch zu, wenn Sie sich im Gärtnern, Nähen oder irgendeiner anderen Tätigkeit verbessern wollen.

Dies ist deshalb erforderlich, weil das Wesentliche Ihre Fähigkeit ist, sich bildlich vorzustellen, wie Sie selbst Spitzenleistungen auf dem betreffenden Gebiet vollbringen. Und das ist nur möglich, wenn Sie wissen, wie das aussieht.

Wenn Sie zu dieser bildlichen Vorstellung imstande sind, können Sie beginnen. Wir wollen mit den sportlichen Fähigkeiten beginnen, und zwar mit Tennis, Golf und Bowling. Doch sie werden sehen, daß Sie den Text nur entsprechend ändern müssen, um ihn auch für andere Sportarten verwenden zu können, bei denen ihre persönlichen Fähigkeiten wichtig sind, zum Beispiel für Basketball, Fußball, Baseball, Tischtennis, Billard usw.

Erster Schritt: Fügen Sie Ihrem Entspannungstext die untenstehende Änderungsformel hinzu. Wo verschiedene Möglichkeiten angegeben sind, gilt die erste für Bowling, die zweite für Golf und die dritte für Tennis.

Wenn Sie den Text auf Kassette gesprochen haben, können Sie beginnen. Schalten Sie die Entspannungskassette ein, die mit der Änderungsformel endet. Stellen Sie sich selbst fünf Minuten lang als perfekten Spieler vor. Zählen Sie sich mit dem unter „Aufwachen“ angeführten Text wach.

Stimmungsformel: Welche Vorteile wird es Ihnen bringen, wenn Sie ein besserer (Bowling-), (Golf-), (Tennis-)Spieler sind? Stellen Sie sich diese Vorteile bildlich vor: Applaus, mehr Geld, mehr Vergnügen, mehr Anerkennung, mehr Befriedigung usw. Verbringen Sie damit eine oder zwei Minuten.

Änderungsformel: Nun bist du entspannt, und dein Unterbewußtsein richtet seine Aufmerksamkeit auf das, was ich sage, und jede Suggestion, die ich dir gebe, wird tiefer und tiefer in dein Unterbewußtsein sinken, und die Suggestionen, die ich dir gebe, werden gut für dich sein. Die Suggestionen werden sich dir schnell und leicht einprägen, und dein Geist wird sich von jetzt an, immer wenn du sie brauchst, automatisch nach den Suggestionen richten, denn von jetzt an wächst dein Vertrauen in deine Fähigkeit, gut (Bowling) (Golf) (Tennis) zu spielen, immer mehr. Du wirst imstande sein, dein Vertrauen beizubehalten und zu steigern. Dein Selbstvertrauen wird durch kleine negative Vorfälle oder Fehler nicht beeinträchtigt werden. Andere Leute werden dein Vertrauen nicht negativ beeinflussen oder vermindern können. Dein Vertrauen wird nicht auf (Bowling) (Golf) (Tennis) beschränkt sein, sondern alles umfassen, was du tust. Auch deine Konzentrationsfähigkeit wird sich steigern. Du wirst imstande sein, das ganze Spiel im Auge zu behalten, und durch diese scharfe Beobachtung (der Bowlingbahn) (des Golfplatzes) (des Tennisplatzes) wirst du fähig sein, deine Aufmerksamkeit völlig auf jede Phase des Spiels zu richten, auf jede deiner eigenen Aktionen und auf jede Aktion deines Gegners. Du wirst deinem Geist vollkommen vertrauen und sicher sein, daß durch die Beobachtung dein Geist sich konzentrieren und genau alle deine Aktionen beherrschen wird. Dein Geist wird nicht abschweifen, sondern alles genauestens beobachten und richtige Urteile und Entscheidungen treffen. Du wirst jetzt imstande sein, geistig dein (Bowling-), (Golf-), (Tennis)-Spiel zu üben und zu verbessern, indem du dir jede Bewegung, jede Aktion so vorstellst, wie sie sein sollte. Du wirst fähig sein, dir alle Einzelheiten deines Spiels bildlich genau vorzustellen. Diese Vorstellung ist dir im Zeitlupentempo möglich, und du kannst dann die Geschwindigkeit allmählich steigern, bis du dich in normaler Geschwindigkeit siehst. Sobald du die richtigen Aktionen deinem Unterbewußtsein einprogrammiert hast, wird dein Geist, wenn du wirklich spielst, das übrige für dich tun. Dein Unterbewußtsein wird sich deine Gedanken und deine Bewegungen genauso einprägen, wie du das willst. Gleich werde ich zu sprechen aufhören. Dann kannst du mit deinen bildlichen Vorstellungen beginnen. Wiederhole sie, bis sie dir leichtfallen. Du hast jetzt fünf Minuten Zeit für deine bildlichen Vorstellungen. Fange damit an. (Fünf Minuten Pause.)

Aufwachen. Gleich werde ich bis fünf zählen. Bei fünf werde ich die Augen öffnen. Ich werde mich herrlich wohl fühlen, positiv und sicher in Bezug auf mich selbst und mein (Bowling) (Golf) (Tennis)-Spiel. Jetzt zähle ich von eins bis fünf. Bei fünf öffne ich die Augen und bin hellwach und geistig und körperlich frisch, als würde ich aus einem langen, erholsamen Schlaf erwachen. Wenn ich die Augen öffne, werde ich mich herrlich wohl fühlen, körperlich und geistig. Ich werde mich so wohl fühlen, wie schon sehr, sehr lange nicht, und wenn ich die Augen öffne, werde ich mir sicher sein, daß alle Suggestionen, die ich erhalten habe, nun in mir verankert sind und immer bleiben und von Tag zu Tag an Wirkung zunehmen werden. Jetzt zähle ich. Eins, zwei, ich treibe höher und höher dem normalen Wachzustand entgegen, drei, ich fühle mich wunderbar wohl, vier, höher und höher, fünf. Ich öffne die Augen und fühle mich herrlich erfrischt.

Das Pendel als Hilfsmittel beim Sport

Im Jahr 1812 erkannte ein französischer Arzt und Wissenschaftler namens Chevreul den Einfluß des Geistes auf die Körperfunktionen.

Den Beweis für seine Entdeckung erbrachte er mit Hilfe eines Pendels, ähnlich unserem Knopf an einem Zwirnsfaden.

Er bat einen Patienten, eine Kette so zu halten, daß die Spitze eines an ihrem Ende hängenden Gewichts einige Zentimeter über dem Zentrum eines kleinen Kreises schwebte. Dann ersuchte er die Versuchsperson, sich auf das Pendel zu konzentrieren und es allein durch die Kraft des Geistes zum Schwingen zu bringen, wobei auf die Richtung nicht geachtet werden sollte. Bald begann das Pendel, gelenkt durch den Geist des Patienten, zu schwingen.

Daraufhin wies Chevreul ihn an, sich auf eine bestimmte Richtung, zum Beispiel auf eine kreisförmige Bewegung im Uhrzeigersinn, zu konzentrieren. Bald änderte das Pendel die Richtung und bewegte sich in Form eines kleinen Kreises. Mit einiger Übung gelang es der Versuchsperson, das Pendel mit seinem „Willen“ in jede beliebige Richtung zu lenken.

Dieses Phänomen wurde zur Grundlage von Konzentrationsübungen. Sie können es benützen, um Ihr Tennisspiel zu verbessern. Wenn Sie dieses Prinzip auf Ihr Spiel anwenden, wird es eine hervorragende Konzentrationsfähigkeit und Genauigkeit bewirken und den Tennisball an jeder durch Ihren Geist bestimmten Stelle auftreffen lassen. Dies geschieht auf folgende Weise.

1. Schritt. Üben Sie so lange mit dem Pendel, bis Sie imstande sind, es allein durch Ihre Geisteskraft in jede von Ihnen bestimmte Richtung zu bewegen. Versuchen Sie nicht die Bewegung des Pendels zu beeinflussen, indem Sie bewußt Ihre Finger oder Ihre Hand bewegen. Halten Sie den Faden einfach zwischen Daumen und Zeigefinger.

2. Schritt. Wenden Sie auf dem Tennisplatz das gleiche Prinzip an, um sich auf die Stelle zu konzentrieren, wo der Ball landen soll, ohne die Art und Weise, wie Sie den Tennisschläger halten, zu verändern. Beim Schlag setzen Sie Ihre Geisteskraft ein. Bei ausdauerndem Üben wird Ihre Schlaggenauigkeit wachsen.

Autogenic als Hilfe bei Wandern, Jogging und Schwimmen

Das Interesse an körperlichen Übungen ist heute größer denn je, da man den gesundheitlichen Wert derartiger Betätigungen erkannt hat. Es ist durch Forschungen erwiesen, daß Wandern und Jogging Kreislauferkrankungen nicht nur verhindern, sondern auch heilen können.

Sie können mit Autogenic sowohl Ihre Ausdauer erhöhen wie Ihren Stil verbessern und dadurch die positiven Wirkungen von Wandern, Jogging, Laufen und Schwimmen vergrößern.

Wenden Sie hier die untenstehende Stimmungsformel an, spielen Sie die Entspannungskassette ab, nachdem Sie sie durch folgende Änderungsformel erweitert haben, stellen Sie sich fünf Minuten lang vor, wie Sie sich rhythmisch mit vollkommener Leichtigkeit und in der richtigen Haltung bewegen und beenden Sie die Übung mit dem unter

Tennis angeführten „Aufwach“-Text, wobei Sie natürlich statt dem Wort „Tennis“ die betreffende Tätigkeit einsetzen müssen.

Stimmungsformel. Welche Verbesserungen hinsichtlich Ihres Aussehens, Ihrer Gesundheit und Ihrer Energie erwarten Sie sich als Resultat Ihrer körperlichen Betätigung?

Änderungsformel. Du bist nun entspannt, und dein Geist richtet seine Aufmerksamkeit auf meine Worte, und jede Suggestion, die ich dir gebe, wird tiefer und tiefer in dein Unterbewußtsein sinken, und die Suggestionen, die ich dir gebe, werden gut für dich sein. Die Suggestionen werden leicht und rasch aufgenommen und dein Geist wird sie von jetzt an automatisch anwenden, wann immer du sie brauchst, denn von jetzt an wird dein Vertrauen in deine Fähigkeiten zu (schwimmen) (joggen) (wandern) größer und größer. Du wirst wissen, welche Geschwindigkeit und Entfernung jeweils für dich richtig sind. Du wirst imstande sein, deine Ausdauer und dein Vertrauen zu steigern und beizubehalten. Dein Selbstvertrauen wird nicht durch kleine Vorfälle und wertlose selbstbeschränkende Ideen vermindert. Andere Menschen können deine Ausdauer und deine Sicherheit in keiner Weise negativ beeinflussen. Dein Gefühl der Sicherheit wird nicht auf (Schwimmen) (Jogging) (Wandern) beschränkt sein, sondern alles betreffen, was du tust. Auch deine Konzentrationskraft wird sich steigern. Du wirst fähig sein, deine Tätigkeit vollkommen im Auge zu behalten, und allein durch die aufmerksame Beobachtung deiner Bewegungen wirst du imstande sein, zu stark angespannte Muskeln zu entspannen, so daß deine Bewegungen natürlicher und rhythmischer sind. Du wirst deinem Geist vollkommen vertrauen und sicher sein, daß sich dein Geist durch die Beobachtung konzentriert und deine Bewegungen völlig beherrscht. Dein Geist wird nicht abschweifen, sondern alles genau beobachten und die richtigen Urteile und Entscheidungen treffen. Du wirst jetzt fähig sein, (Schwimmen) (Jogging) (Wandern) geistig zu praktizieren, indem du dir jede Bewegung bildlich genauso vorstellst, wie sie sein sollte. Du wirst imstande sein, dir bildlich vorzustellen, wie du mit (Schwimmen) (Jogging) (Wandern) beginnst, wie du mit Elan, doch ohne überflüssige Anstrengung startest und jede Bewegung natürlich und in perfekter Form ausführst. Du kannst diese Vorstellung in Zeitlupe ablaufen lassen und dann die Geschwindigkeit bis zum normalen Maß steigern. Sobald du die richtigen Bewegungen in dein Unterbewußtsein einprogrammiert hast, wird dein Geist das übrige für dich tun, wenn du die Tätigkeit wirklich durchführst. Dein Unterbewußtsein wird deine Gedanken und Bewegungen genau nach deinen Anweisungen programmieren. Gleich werde ich zu sprechen aufhören. Dann kannst du deine bildliche Vorstellung-Übung machen. Wiederhole sie, bis sie dir ganz leicht fällt. Du hast jetzt fünf Minuten dafür Zeit. (Fünf Minuten Pause, dann *Aufwachen* wie unter Tennis.)

Autogenic zur Verbesserung von Maschineschreiben, Nähen und Musizieren

Manche Fähigkeiten kann man erlernen. Andere besitzt man von Natur aus. Beide Arten können durch Üben verbessert werden. Beide können schneller durch Autogenic verbessert werden.

Wir wollen uns mit drei Fähigkeiten befassen, die im allgemeinen erlernt sind. Die meisten lernten Maschineschreiben in der Schule. Das gleiche gilt für Nähen und für das Spielen von Musikinstrumenten. Ich werde Ihnen gleich die Stimmungs- und Änderungsformel für diese Tätigkeiten sagen.

Sollten Sie zu den Ausnahmen gehören, bei denen Maschineschreiben, Nähen oder Klavierspielen natürliche oder selbsterlernte Fähigkeiten sind, so ist das Vorgehen das gleiche.

Jeder kann eine erlernte Fähigkeit verbessern, wenn er weiß, was Verbesserung bedeutet. Ebenso wie beim Tennisspieler, der perfekte Spieler in Aktion gesehen haben muß, um sich selbst vervollkommnen zu können, ist es bei jemandem, der Maschine schreibt, strickt, näht oder häkelt, Gitarre, Klavier oder Geige spielt. Sie müssen wissen, was „gut" ist.

Einige andere Fähigkeiten oder Begabungen, bei denen die folgenden Übungen angewandt werden können, sind Kochen, häusliche

Reparaturarbeiten, Hobbys und handwerkliche Tätigkeiten. Sie müssen die Stimmungsformel entsprechend ändern, um das Gefühl der Befriedigung, das Ihnen die jeweilige Betätigung bringt, zu verstärken. Sie müssen die Änderungsformel darauf abstimmen, um eine Verbesserung der Komponenten, aus denen die betreffende Tätigkeit besteht, zu erreichen.

Auch in diesen Fällen muß der von Ihnen zur Entspannung benützte Text durch die untenstehende Änderungsformel erweitert werden. Dann können Sie sich in die Stimmung versetzen, entspannen, die Änderungsformel durchgehen, sich fünf Minuten in die bildlichen Vorstellungen versenken und sich wachzählen.

Stimmungsformel: Maschineschreiben. Sehen Sie sich Briefe, Berichte, Manuskripte schreiben – alles, wofür Sie im allgemeinen eine Schreibmaschine benützen oder benützen würden, wenn Sie besser darauf schreiben könnten. Spüren Sie Stolz darüber, so perfekte Arbeit geleistet zu haben. Sehen Sie sich leicht, schnell, korrekt tippen, ohne daß Sie auf die Tasten zu blicken brauchen. Freuen Sie sich darüber, so gut Maschineschreiben zu können.

Stimmungsformel: Nähen. Sehen Sie sich, wie Sie ausgezeichnet nähen, stricken oder häkeln. Spüren Sie Stolz darüber, etwas so Wertvolles, das bei allen Bewunderung hervorruft, geschaffen zu haben. Stellen Sie sich vor, wie Sie sich fühlen werden, wenn Sie imstande sind, alles auf dem entsprechenden Gebiet, was Sie wollen, leicht, schnell und geschickt herstellen zu können.

Stimmungsformel: Spielen eines Musikinstruments. Sehen Sie sich, wie Sie unter Freunden oder berufsmäßig auf dem Instrument spielen. Die anderen hören zu und applaudieren dann. Sie spielen voll Gefühl und Begabung. Sie haben ein großes Repertoire von Musikstücken, die Sie beherrschen, und Sie lernen mit Leichtigkeit ständig neue. Sie sind ein Meister Ihres Instruments.

Änderungsformel. Du bist nun entspannt, und dein Geist richtet seine Aufmerksamkeit auf meine Worte, und jede Suggestion, die ich dir gebe, wird tiefer und tiefer in dein Unterbewußtsein sinken, und die Suggestionen, die ich dir gebe, werden gut für dich sein. Die Suggestionen werden leicht und rasch aufgenommen, und dein Geist wird sie von jetzt an automatisch anwenden, wann immer du sie brauchst, denn von jetzt an wird dein Vertrauen in deine Fähigkeit (das Instrument X zu spielen) (zu nähen) (Maschine zu schreiben) größer und größer. Du wirst imstande sein, dein Vertrauen beizubehalten und zu steigern. Dein Selbstvertrauen wird nicht durch kleine Vorfälle und Fehler vermindert. Andere Menschen können dein Vertrauen in keiner Weise negativ beeinflussen oder verringern. Dein Gefühl des Vertrauens wird nicht darauf beschränkt sein (das Instrument X zu spielen) (zu nähen) (Maschine zu schreiben), sondern alles betreffen, was du tust. Auch deine Konzentrationsfähigkeit wird sich steigern.

(Maschineschreiben wird zu deiner zweiten Natur werden. Du wirst imstande sein, den zu schreibenden Text im Auge zu behalten, während dein Geist deine Finger die richtigen Tasten anschlagen läßt. Dein Geist wird nicht abschweifen. Du wirst deinem Geist vollkommen vertrauen. Deine Schreibgeschwindigkeit wird sich steigern. Deine Genauigkeit wird sich verstärken.)

(Nähen wird zu deiner zweiten Natur werden. Deine Geschwindigkeit wird sich steigern. Du wirst imstande sein, mehr und gleichmäßigere Stiche zu machen, du wirst wissen, wieviel Zwirn du für eine Ausbesserungsarbeit brauchst, du wirst Maße genau abschätzen können, du wirst sauber und fachmännisch nähen können, richtig schneiden, nach Schnittmuster arbeiten, gerader mit der Maschine nähen.)

Anmerkung: Für Stricken, Häkeln usw. müssen die entsprechenden Tätigkeiten in die Änderungsformel eingesetzt werden.

(Das Instrument X zu spielen wird zu deiner zweiten Natur werden. Du wirst imstande sein, mühelos und präzise (deinen Atem) (deine Finger) zu beherrschen. Dein Spiel wird den inneren Gehalt der Musik wiedergeben. Dein Talent wird sich steigern. Neue Stücke werden dir schnell vertraut sein. Dein Geist wird nicht abschweifen. Du wirst deinem Geist vollkommen vertrauen. Du wirst dich immer mehr zu einem musikalischen Genie entwickeln.)

Du wirst jetzt imstande sein, deine Fähigkeiten geistig zu praktizieren und zu verbessern, indem du dir jeden Vorgang bildlich genau so vorstellst, wie er sein sollte. Du kannst diese Vorstellung in Zeitlupe ablaufen lassen und dann bis zum normalen Maß steigern. Sobald du die richtigen Aktionen in dein Unterbewußtsein einprogrammiert hast, wird dein Geist das übrige für dich tun, wenn du sie wirklich durchführst. Dein Unterbewußtsein wird deine Gedanken und Handlungen genau nach deinen Anweisungen programmieren. Gleich werde ich zu sprechen aufhören. Dann kannst du deine bildliche Vorstellungs-Übung machen. Wiederhole sie, bis sie dir ganz leicht fällt. Du hast jetzt fünf Minuten Zeit dafür. (Fünf Minuten Pause.)

Autogenic für Gärtnern, Buchhaltung und Schreiben

Dieser Abschnitt beschäftigt sich mit einigen weiteren Fähigkeiten und Begabungen, damit Sie die Anwendung von Autogenic zur Verbesserung beliebiger Tätigkeiten, mit denen Sie mehr Geld verdienen oder sich mehr Vergnügen verschaffen können, noch besser begreifen.

Wir alle haben den Wunsch, bei allem, was wir tun, gute Leistungen zu vollbringen. Doch der Wunsch ist nur der Beginn. Er bringt uns in die erforderliche Stimmung. Als nächstes ist es notwendig, durch Beobachten und Tun Erfahrungen zu sammeln. Die meisten Menschen geben auf, wenn sie zum ersten Mal an diesen Punkt kommen. Doch wir, die wir uns mit Autogenic befassen, wissen, daß Verbesserung nur durch Tun möglich ist, und viel schneller noch durch bildlich vorgestelltes Tun.

Auch hier ist es notwendig, dem Entspannungstext die entsprechende Änderungsformel, die weiter unten folgt, hinzuzufügen. Gehen Sie wieder die Stimmungsformel sowie die Entspannungsformel mit der Änderungsformel durch, versenken Sie sich fünf Minuten lang in die bildlichen Vorstellungen und beenden Sie die Sitzung mit dem Wachzählen.

Stimmungsformel: Gärtnern. Sehen Sie sich umgeben von den Pflanzen, an denen Ihnen liegt – z. B. Topfpflanzen, Gemüse, Blumen oder Kräuter – oder stellen Sie sich einen sauber gemähten Rasen und gestutzte Hecken vor – möglichst wirklichkeitsgetreu. Sehen Sie die Farben. Riechen Sie den Duft. Hören Sie, wie andere Ihnen bewundernde Worte sagen.

Stimmungsformel: Buchhaltung. Sehen Sie sich, wie Sie voll Freude und Interesse die täglichen Eintragungen machen. Stellen Sie sich die Kontoauszüge, die Jahresbilanz, die Steuererklärung usw. vor, die Vorteile, die eine gut getane Arbeit bringt.

Stimmungsformel: Schreiben. Stellen Sie sich vor, wie Sie auf interessante, einfallsreiche Weise Briefe, Artikel oder Bücher schreiben, wie die Leser Ihre gut abgefaßten Texte aufnehmen. Wenn Sie geschäftliche Briefe schreiben, sehen Sie positive Antwortbriefe, Verträge, Vorschüsse, Tantiemenabrechnungen. Stellen Sie sich vor, wie die Beträge immer höher werden. Sehen Sie gute Besprechungen. Empfinden Sie Stolz über Ihre schriftstellerischen Leistungen.

Änderungsformel. Du bist nun entspannt, und dein Geist richtet seine Aufmerksamkeit auf meine Worte, und jede Suggestion, die ich dir gebe, wird tiefer und tiefer in dein Unterbewußtsein sinken, und die Suggestionen, die ich dir gebe, werden gut für dich sein. Die Suggestionen werden rasch und leicht aufgenommen, und dein Geist wird sie von jetzt an automatisch anwenden, wann immer du sie brauchst, denn von jetzt an wird dein Vertrauen in deine Fähigkeit (zu schreiben) (Buchhaltung zu machen) (zu gärtnern) größer und größer. Du wirst imstande sein, dein Vertrauen beizubehalten und zu steigern. Dein Selbstvertrauen wird nicht durch kleine Vorfälle und Fehler vermindert. Andere Menschen können dein Vertrauen in keiner Weise negativ beeinflussen oder verringern. Dein Gefühl des Vertrauens wird nicht darauf beschränkt sein (zu schreiben) (Buchhaltung zu machen) (zu gärtnern), sondern alles betreffen, was du tust. Auch deine Konzentrationsfähigkeit wird sich steigern.

(Die Erweiterung meiner gärtnerischen Fähigkeiten wird ganz natürlich erfolgen. Wenn ich besondere Informationen brauche, wird mir klar sein, wo ich sie finde. Ich werde verstehen, was jede Pflanze braucht, welches der richtige Boden, die richtige Umgebung für sie ist. Durch Berücksichtigung dieser Bedürfnisse, werde ich Pflanzen heranziehen, ob Zier- oder Nutzpflanzen, die kräftig und voll Widerstandskraft gegen Schädlinge sind. Meine Fähigkeit, zu beschneiden, Unkraut zu jäten und Pflanzen zu setzen, wird sich verbessern. Mein körperliches Befinden wird sich bessern, indem ich mich mit möglichst wenig Anstrengung niederbeuge, bücke und kniee. Es wird mich mit großer Befriedigung erfüllen, in immer bessere Harmonie mit der Natur zu kommen.)

(Die Erweiterung meiner buchhalterischen Fähigkeiten wird ganz natürlich erfolgen. Meine Soll- und Habeneintragungen stimmen. Ich bediene die Buchhaltungsmaschinen richtig und geschickt und, wenn nötig, bin ich gut im Kopfrechnen. Ich erledige gut alle Bankangelegenheiten und mache voll Sorgfalt die täglichen Eintragungen in Journale und Hauptbücher. Ich kenne mich gut mit Löhnen und Gehältern und anderen Buchhaltungsdingen aus. Zahlen sind mir sympathisch.)

(Die Erweiterung meiner Fähigkeit, zu schreiben wird ganz natürlich erfolgen. Mein Wortschatz wächst. Mir fallen im richtigen Moment die richtigen Worte ein. Ich bin imstande, meine Gedanken zu ordnen und sie in kurzen, bündigen Sätzen auszudrücken. Wenn angebracht, kann ich poetisch, kreativ und phantasievoll sein. Ich kann immer längere Zeit immer besser und besser schreiben. Jedes Mal, wenn ich schreibe, verbessern sich meine Leistungen.)

Du wirst jetzt fähig sein, deine Fähigkeit geistig zu praktizieren und zu verbessern, indem du dir jeden Vorgang bildlich genauso vorstellst, wie er sein sollte. Du kannst diese Vorstellung in Zeitlupe ablaufen lassen und dann bis zum normalen Maß steigern. Sobald du die richtigen Aktionen in dein Unterbewußtsein einprogrammiert hast, wird dein Geist das übrige für dich tun, wenn du sie wirklich durchführst. Dein Unterbewußtsein wird deine Gedanken und Handlungen genau nach deinen Anweisungen programmieren. Gleich werde ich zu sprechen aufhören. Dann kannst du deine bildliche Vorstellungs-Übung machen. Wiederhole sie, bis sie dir ganz leicht fällt. Du hast jetzt fünf Minuten dafür Zeit. (Fünf Minuten Pause.)

Beenden Sie die Sitzung nach etwa fünf Minuten „geistigem Üben“. Geben Sie sich die Anweisung, „hellwach zu werden und sich besser als zuvor zu fühlen“ und zählen Sie sich wach.

10. Kapitel

Autogenic zur Lösung alltäglicher Probleme

Haben Sie schon einmal einen Test zur Feststellung Ihres Intelligenzquotienten gemacht?

Ein Quotient von 100 bedeutet, daß Sie in Ihrer Altersklasse zum Durchschnitt gehören. Mit 150 wären Sie Ihren Altersgenossen weit voraus und beinahe ein Genie.

Doch selbst mit einem Intelligenzquotienten von 150 würden Sie nur einen winzigen Teil Ihres Gehirns nützen.

In der Zeit zwischen Empfängnis und Geburt entwickelt sich das Gehirn mit einer Geschwindigkeit von 4000 Neuronen pro Sekunde. Die meisten davon sind überflüssig. Man hat geschätzt, daß 80 Prozent das ganze Leben ungenützt bleiben.

Wenn wir unser Gehirn darauf programmieren können, sich anders zu verhalten oder auf effektivere Weise zu funktionieren, kann man durch Programmierung auch erreichen, daß mehr Neuronen aktiviert werden?

Die Antwort ist ein klares *Ja!*

Ein berühmter englischer Wissenschaftler war gegen diese Idee so eingenommen, daß er die Ergebnisse seiner Experimente fälschte, um zu beweisen, daß wir intelligent oder dumm geboren werden. Das hat die Menschheit mehrere Jahrzehnte Fortschritt auf diesem Gebiet gekostet. Als andere Wissenschaftler zu anderen Resultaten kamen, wurden seine Forschungsergebnisse überprüft und der Schwindel aufgedeckt.

Heute lernen Studenten mit verschiedenen Methoden, darunter Programierung im Entspannungszustand, ihren Geist zu größeren Leistungen zu aktivieren – nicht nur, um besser mit den alltäglichen

Problemen fertigzuwerden, mit denen die meisten Menschen zu tun haben, sondern auch mit komplizierteren Problemen, für die es keine akzeptable Lösung zu geben scheint.

In diesem Kapitel werden wir uns mit der Anwendung von Autogenic bei allgemeinen täglichen Problemen befassen. Im nächsten Kapitel wenden wir uns den schwierigeren zu.

Jenen Lesern, die das Buch beiseitegelegt und Autogenic praktiziert haben, kann ich etwas Erfreuliches mitteilen. Wenn Sie den Entspannungstext (auf Kassette oder durch Vorlesen) mindestens fünfmal angewendet haben, können Sie sich jetzt allein entspannen. Sie haben sich auf Entspannung programmiert und kennen den Prozeß nun gut genug, um ihn mit Erfolg durchführen zu können.

Wenn Sie wollen, können Sie die Kassette natürlich weiterhin verwenden oder sich den Text vorlesen lassen. Doch Sie haben jetzt in Entspannung genug Erfahrunge, um die Dinge geistig und körperlich selbst in die Hand zu nehmen.

Ich möchte Ihnen dazu raten. Denn wenn Sie lernen, mit Autogenic Ihre Gesundheit, Ihre Persönlichkeit, Ihre Gewohnheiten, Ihre Fähigkeiten und Ihre Erfolge zu verbessern, dann lernen Sie damit, Ihr Leben selbst in die Hand zu nehmen.

In dem Moment, in dem Sie von der Kassette oder vom vorgelesenen Text zu eigenem Vorgehen überwechseln, tun Sie einen entscheidenden Schritt zur Selbständigkeit. Die Folge davon wird die Entwicklung eines positiveren und gefestigteren Selbstbildes sein, das wiederum einem größeren Teil Ihres Gehirns – der bisher durch ein begrenzteres Selbstbild eingeschränkt war – erlauben wird, aktiv zu werden und Ihnen bei der Lösung alltäglicher Probleme zu helfen.

Harriet programmierte sich darauf, daß das Geschrei des Babys in der Nachbarwohnung ihr nicht mehr auf die Nerven ging, sondern sie mehr und mehr entspannte. Resultat: Statt „durchzudrehen“ und abbrechen zu müssen, was sie gerade tat, bemerkte sie das Geschrei fast nicht mehr.

Steven war verzweifelt wegen seiner ständig steigenden Stromrechnungen. Er und seine Frau sparten, wo nur möglich, an der Beleuchtung, doch die Heizungskosten ließen die Rechnungen weiter anwachsen. Weitere Einsparungen waren erforderlich. Aber wo? Er stellte sich eine Stimmungsformel zusammen, entspannte sich und wies seinen Geist an, ihm weitere Möglichkeiten zu sagen, wie Strom gespart werden konnte. Resultat: Er fand heraus, wie man den Strom beim Kochen besser ausnützen konnte, er schaltete nachts den Heißwasserboiler ab und entdeckte eine Menge weiterer Möglichkeiten, um 20 Prozent Strom zu sparen.

Edwina und ihrem Mann wurde ihre Wohnung zu klein. Das Problem war nicht so sehr Mangel an Platz zum Wohnen und Schlafen, sondern an Unterbringungsmöglichkeiten. Ihre Sachen wurden immer mehr, und die Schränke waren nahe am Platzen. Wegen der hohen Kosten und steigenden Zinsen war Edwina gezwungen, statt einen Bauunternehmer in Anspruch zu nehmen, Autogenic anzuwenden. Resultat: Sie fand fast ohne Kosten bessere Möglichkeiten heraus, Dinge an bereits vorhandenen Plätzen unterzubringen und neue Plätze zu schaffen.

Dies ist eine Gewohnheit, die wir fast alle haben. Wir hören, daß jemand mit Erfolg eine Methode anwendet und sagen: „Na ja, für ihn ist das vielleicht gut, aber in meinem Fall..."

Der Krach, den Sie eben gehört haben, war das Platzen dieser Gewohnheit.

Dieses Kapitel ist „Ihr Fall".

Konzentrieren Sie sich auf Ihre speziellen Ziele

Manchmal sind bei speziellen persönlichen Zielen spezielle persönliche Methoden erforderlich. Ich werde Ihnen diese Methoden zeigen – jedenfalls so viele davon, daß Sie für jedes Problem, das sich in Ihrem Fall ergibt, die Methode selbst herausfinden können.

Oft erfordern jedoch spezielle persönliche Probleme allgemeine Standartmethoden. Diese haben sie bereits kennengelernt, vor allem im 3., 4., 5., und 6. Kapitel. Sie richten sich gegen Negativität und Unzulänglichkeits- und Unterlegenheitsgefühle und programmieren Sie von solchen begrenzenden Einstellungen auf eine positive, selbstsichere Haltung um, die einen größeren Teil Ihres Gehirns dazu aktiviert, für Sie zu arbeiten.

Niemand gibt gern zu, daß er selbst an Problemen schuld oder unfähig ist, sie zu lösen. Doch ebenso wie wir unsere mangelnde Widerstandskraft gegenüber Krankheiten verursachen, bewirken wir selbst unsere familiären, sozialen und beruflichen Probleme – zumindest insofern, als wir Lösungen verhindern. Und wenn wir glauben, daß wir unfähig sind, ein bestimmtes Problem zu lösen, dann weisen wir eben dadurch unser Gehirn an, nur einen Bruchteil seiner Fähigkeiten zu nützen und hindern es dadurch, eine Lösung zu finden.

Ganz gleich, um was für Probleme es in Ihrem Fall geht – am besten wenden Sie Autogenic zuerst einmal an, um Ihre Meinung über sich selbst zu verbessern.

Hier einige positive Suggestionen für diesen Zweck, die Sie als Änderungsformeln benützen können:

Ich bin in jeder Situation entspannt, ruhig und gelassen.
Ich beherrsche absolut und vollkommen meine Emotionen.
Ich bin imstande, Spannungen aufzulösen, bevor sie entstehen.
Ich bin geduldig, verständnisvoll und mitfühlend.
Ich komme mit anderen gut aus.
Ich bin fähig und tüchtig.
Ich habe geniale geistige Fähigkeiten.

Sie werden wahrscheinlich der Meinung sein, daß Sie kaum eine dieser Eigenschaften besitzen. Doch nach einigen Autogenic-Sitzungen werden die obigen Behauptungen auf Sie zutreffen. Vielleicht stellen Sie dann fest, daß die besonderen Probleme, deretwegen Sie dieses Kapitel lesen, verschwunden sind. Das geschieht oft, wenn wir uns eine entspanntere Haltung und eine bessere Meinung über uns selbst zulegen.

Sollten die Probleme immer noch existieren, dann sind ihre Tage gezählt. Sie werden die Kraft Ihres Geistes darauf konzentrieren, und diese Kraft ist wie ein Laserstrahl imstande, aufzulösen und neu zu erschaffen.

Zu dieser Konzentrationstechnik brauchen Sie ein kleines Hilfsmittel. Zeichnen Sie auf ein Blatt Schreibmaschinenpapier einen schwarzen Kreis mit 7–8 Zentimetern Durchmesser. Sie können dazu Tusche oder einen schwarzen Filzstift oder irgendein anderes Schreib- oder Zeichengerät verwenden. Der Kreis sollte sich in der Mitte des Blattes befinden.

Dieses „Ziel“ wird Ihre Autogenic-Konzentration unterstützen – auf folgende Weise.

Wie Sie unter mehreren Möglichkeiten die richtige Wahl treffen

Jerry, ein junger Effektenmakler, kam mit einem interessanten Problem zu mir. Seine Aufgabe bestand darin, sich Informationen über verschiedene Firmen zu verschaffen und auf Grund seiner Ermittlungen Wertpapierkäufe zu empfehlen. Seine Erfolgsquote war, wie er zugab, miserabel, doch er sagte wütend: „Wenn ich bei meiner ersten Wahl bleiben würde, dann hätte ich meistens recht.“

Als ich ihn bat, mir das näher zu erklären, sagte er: „Ich habe bei einem bestimmten Papier einen impulsiven Einfall, doch ich traue meinen impulsiven Ideen nicht, und so mache ich mit meinen Schätzungen immer weiter und weiter und entscheide mich schließlich für ein anderes Papier. Und in den meisten Fällen habe ich leider unrecht.“

Wir sprachen eine Weile über Jerrys berufliche Laufbahn. Er interessierte sich schon seit seinem dreizehnten Lebensjahr für Wertpapiere und war bereits mit sechzehn Jahren regelmäßiger Leser des *Wall Street Journal* und anderer Börsenzeitschriften gewesen. Dann hatte er Volkswirtschaft studiert und war nun bei einer großen Finanzmaklerfirma angestellt.

Ich fragte ihn, ob sein erster Impuls, ein Wertpapier zu kaufen, Intuition sei oder auf seinen Fachkenntnissen beruhte. Er schien sich darüber nicht klar zu sein, meinte aber, er beruhe wohl hauptsächlich auf seinen Kenntnissen. Als ich ihn fragte, warum er die Papiere nicht gemäß seinem ersten Impuls auswähle, erwiderte er: „Damit würde ich bestimmt schön baden gehen.“

„Aber“, sagte ich, „Sie haben doch Aufzeichnungen, aus denen hervorgeht, daß die Ergebnisse ausgezeichnet gewesen wären, wenn Sie sich bei den Käufen nach Ihrem ersten Impuls gerichtet hätten.“

„Reiner Zufall“, erwiderte er.

„Glauben Sie, daß alles Wissen, das Sie haben, in Ihrem Geist ist und daß Ihr Geist, wenn Sie ihm ein Problem vorlegen, mit diesem Wissen das Problem lösen könnte?“ fragte ich.

„Natürlich“, sagte er.

Daraufhin gingen wir so vor, daß er seinen Geist mit den vermutlich empfehlenswerten Wertpapieren fütterte und diesen dann entscheiden ließ, welches gekauft werden sollte. Er verschaffte sich möglichst viele Kenntnisse über jedes Wertpapier, ließ seinen Geist diese Informationen verdauen und das Papier, das gekauft werden sollte, auswählen.

Diese Methode funktionierte sehr gut. Er gewann immer mehr Vertrauen in seine Fähigkeit, Wertpapiere auszuwählen. Vor kurzem hat er mit der Herausgabe einer eigenen Börsenzeitschrift begonnen, die viel Anklang fand. Eines Tages sagte er mir, daß er in einem Artikel über das Finanzgenie Bernard Baruch von einer Methode gelesen habe, die der meinen ähnlich sei. Baruch behauptete, seine Erfolge beruhten darauf, daß er so viel wie möglich über eine Gesellschaft lese und dann zu Bett gehe und sich die Frage stelle, welche der Papiere er kaufen solle. Am nächsten Morgen erwache er dann mit dem Namen im Kopf, schreibe ihn auf und kaufe das Papier.

Ich sagte zu Jerry: „Na, wenn's für Mr. Baruch gut gewesen ist...“

Ich bin sicher, es wird auch für Sie gut sein. Mr. Baruch hatte nicht mehr Gehirnneuronen als Jerry oder Sie. Alles, was Jerry und Mr. Baruch taten, war, Ihre Gehirnneuronen anzuweisen, sich mit dem Problem zu beschäftigen.

Die meisten unserer Gehirnneuronen faulenzen. Wir haben ihnen befohlen, zu faulenzen. („Ich bin nicht intelligent genug.“ „Das schaff ich nicht.“ „Ich bin bloß ein kleiner Angestellter.“)

Ich werde Ihnen zeigen, wie Sie Ihre Gehirnneuronen dazu bringen können, mehr zu leisten.

Um Probleme zu lösen, bei denen mehrere Wahlmöglichkeiten bestehen, brauchen Sie zwei Hilfsmittel: Das Ziel, das Sie eben laut den obigen Anweisungen vorbereitet haben, und den Zwirnsfaden mit dem Knopf, den Sie nach den Anweisungen vorbereitet und benützt haben.

Den Knopf werden Sie jedoch nicht wie bisher als Pendel benützen, sondern als Auslösungsinstrument. Sie werden Ihr Gehirn darauf programmieren, Probleme mit mehreren Wahlmöglichkeiten besser für sie zu lösen, indem Sie ihn einfach nur berühren.

Hier einige typische Probleme mit mehreren Wahlmöglichkeiten im Geschäftsleben:

Auswahl der richtigen Wertpapiere, Aktien und anderer Investitionsmöglichkeiten, Kaufen, Verkaufen, Warten.

Unter verschiedenen Grundstücken, Produkten oder möglichen Geschäftspartnern eine Auswahl treffen.

Für die Ausführung eines Projekts die richtige Person finden.

Und einige Probleme mit verschiedenen Wahlmöglichkeiten im Privatleben:

Den Film oder das Theaterstück herausfinden, das Sie sich ansehen sollten.

Den für Sie richtigen Menschen finden.

Die Feststellung des geeigneten Urlaubsorts.

Die Auswahl einer Stellung, wenn Ihnen mehrere angeboten werden.

Herausfinden, welche Vitamine Ihr Körper braucht.

Dies ist die Methode, mit der Ihnen Autogenic helfen kann, die Lösung zu finden:

1. Verschaffen Sie sich alle Kenntnisse über die zur Auswahl stehenden Möglichkeiten. Lesen Sie, stellen Sie Fragen, sammeln Sie Informationen aus allen verfügbaren Quellen.

2. Hängen Sie das Blatt Papier mit Ihrem Zielkreis etwa zwei Meter von Ihrem Sessel so an die Wand, daß Sie es während der Entspannung gut im Auge behalten können.

3. Entspannen Sie sich und versetzen Sie sich in die richtige Stimmung, indem Sie sich auf Ihren schwarzen Zielkreis konzentrieren. Blicken Sie eine Weile darauf. Schließen Sie die Augen und stellen Sie sich an der Stelle des Zielkreises eine Szene vor, in der eine Handlung so abläuft, als wäre die Antwort bereits bekannt, d. h. sehen Sie sich, wie Sie ein Wertpapier kaufen oder verkaufen oder wie Sie auf dem Weg zu dem von Ihnen gewählten Kino sind.

4. Entspannen Sie sich wie beim Abspielen Ihrer Kassette oder beim Anhören des vorgelesenen Textes. Führen Sie jedoch die Entspannung ohne diese Hilfsmittel durch. Wiederholen Sie das Rückwärtszählen oder andere Ihnen vertraute Teile des Entspannungsprozesses, wenn Sie die Entspannung vertiefen wollen.

5. Erteilen Sie sich als Änderungsformel die folgenden Anweisungen:

> *„Ich habe das Problem: (Nennen Sie es innerlich). Ich besitze alle Informationen, die ich brauche, um die beste Lösung zu finden. Mein Intelligenzfilter wird sie mir innerhalb der nächsten 24 Stunden nennen – wenn ich schlafe, in einem Traum, oder wenn ich wach bin, in Form einer blitzartigen Erkenntnis. Jedes Mal, wenn ich dieses Pendel zwischen die Finger nehme (nehmen Sie den Knopf zwischen Daumen und Zeigefinger) verstärke ich diese Anweisung. Mein Gewahrsein verstärkt sich und ich bewege mich auf einer höheren Wissens- und Intelligenzebene."*

6. Machen Sie eine Pause, bevor Sie die Sitzung beenden. Öffnen Sie ganz leicht die Augen, so daß Sie den Zielkreis gerade sehen können. Schließen Sie sie wieder und stellen Sie sich darauf ein, die Lösung wahrzunehmen. Wenn Sie keine wahrnehmen, wiederholen Sie:

> *„Ich besitze alle Informationen, die ich brauche, um die beste Lösung zu finden. Ich werde die Lösung innerhalb der nächsten 24 Stunden im Schlaf oder im Wachzustand erkennen."*

(Lassen Sie das Pendel los.)

7. Beenden Sie die Autogenic-Sitzung mit Wachzählen und der Anweisung, daß Sie bei Ende des Zählens hellwach sein und sich herrlich wohlfühlen werden. Tragen Sie das Pendel bei sich, damit Sie es jederzeit zwischen die Finger nehmen können.

Wie Sie chronische Geldprobleme lösen können.

In allen Großstädten werden heutzutage Wohlstands- und Erfolgs-Seminare abgehalten. Sie bringen – in verschiedenem Maß – vor allem ihren Veranstaltern Wohlstand und Erfolg. Der gemeinsame Nenner, den sie haben, lautet: „Denke positiv."

Es ist ziemlich schwierig, positiv zu denken, wenn eben Ihre Schecks geplatzt sind, wenn die Rate fürs Auto fällig ist, wenn sich auf Ihrem Schreibtisch die unbezahlten Rechnungen häufen.

Immerhin ist eine Richtungsänderung Ihres Denkens von grundlegender Bedeutung, wenn auf Ihrem Bankkonto eine Richtungsänderung von Minus nach Plus stattfinden soll. Autogenic kann den Durchbruch bewirken.

Der Schlüssel ist die Stimmungsformel. Sie können sich in eine positive Stimmung versetzen, indem Sie sich innerlich ausmalen, Sie hätten all das Geld, das Sie brauchen.

„Moment mal", werden Sie sagen. „Das hab ich doch schon oft getan. Und was hat es mir gebracht?"

Worauf ich Ihnen sagen muß: „Wahrscheinlich haben Sie's nicht auf die richtige Weise getan."

In den Wachträumen, denen die meisten Menschen sich hingeben, geht es nicht um ein besseres Haus, sondern um ein Traumhaus; nicht darum, alle Rechnungen bezahlt zu haben, sondern eine Million Dollar zu besitzen; nicht um die nächsthöhere Stellung, sondern um den Direktorenposten.

Haben Sie gemerkt, daß ich sagte: „All das Geld, das Sie brauchen und nicht „All das Geld, das Sie wollen"?

Eine Richtungsänderung ist nur erforderlich von minus eins nach plus eins. Das übrige wird folgen, Schritt für Schritt.

Sehen wir uns Ihre finanzielle Lage an, das heißt einerseits die Einnahmen und Ausgaben, und andererseits die Bilanz, also Aktiva und Passiva.

Eine Verbesserung Ihrer finanziellen Lage hinsichtlich Ihrer Einnahmen und Ausgaben wird stattfinden, wenn eines oder mehrere dieser Dinge geschehen:

- Sie stellen bestimmte mit Kosten belastete Aktivitäten ein
- Sie kürzen andere mit Kosten belastete Aktivitäten
- Sie finden Möglichkeiten, Aktivitäten mit geringeren Kosten fortzusetzen
- Sie konsolidieren Ihre Schulden durch ein langfristiges, zinsgünstiges Darlehen

- Ihr Einkommen wird durch eine Gehaltserhöhung vergrößert
- Ihr Einkommen wird durch Anlage Ihrer Ersparnisse zu einem günstigeren Zinssatz vergrößert
- Ihr Einkommen wird durch Steigerung Ihrer Produktion vergrößert
- Sie beleihen Ihre Lebensversicherung und legen das Geld zu einem Zinssatz an, der höher ist als der von Ihnen bezahlte
- Sie erhöhen Ihr Einkommen durch Überstunden
- Sie erhöhen Ihr Einkommen, indem Sie Grund- oder Hausbesitz verkaufen und den Erlös Zinsen bringend anlegen
- Sie erhöhen Ihr Einkommen durch Erschließung einer weiteren Einkommensquelle (Arbeit, Hobby, Untervermietung usw.)
- Sie kaufen und verkaufen etwas mit Gewinn (Antiquitäten, Wertpapiere usw.)

Eine Verbesserung Ihres Einkommens hinsichtlich Ihrer Bilanz wird stattfinden, wenn eines oder mehrere dieser Dinge geschehen:

- Sie erhöhen den Wert Ihres Autos oder Ihres Heims durch Reparaturen oder Verbesserungen
- Sie verkaufen mit Gewinn nicht benötigten Besitz (Kunstwerke, Schmuck, Antiquitäten usw.)
- Sie erhalten unerwartet (z. B. durch Rückvergütung, Vermächtnis usw.) ein Geld- oder Sachgeschenk
- Eine Schuld wird reduziert oder erlassen
- Der Wert einer Anlage, eines Wertpapiers oder eines Besitzes steig
- Sie entdecken etwas Wertvolles, von dem Sie nicht wußten, daß Sie es besitzen

Dies sind nicht die einzigen Möglichkeiten zur Verbesserung Ihrer finanziellen Lage. Es sind nur Beispiele für die vielen Weisen, auf die das Problem gelöst werden kann.

Der erste Schritt besteht darin, Ihr Gehirn von Problem-Orientierung auf Lösungs-Orientierung umzustellen. Dies kann so geschehen:

1. Betrachten Sie die obigen Möglichkeiten eine nach der andern. Überlegen Sie, welche für Ihre Situation in Frage kommt. Versuchen

Sie weitere Möglichkeiten herauszufinden. Fassen Sie jene, nach denen Sie handeln könnten, in einer Liste zusammen.

2. Befestigen Sie, wie früher in diesem Kapitel erklärt, Ihren Zielkreis an der Wand.

3. Entspannen Sie sich und wenden Sie die Stimmungsformel an, indem Sie sich mit offenen Augen auf das Zentrum konzentrieren. Dann schließen Sie die Augen und sehen Sie sich so wie Sie jetzt leben, doch mit einem Überfluß an eingehendem Geld, das ausreicht, um Ihre Schulden zu bezahlen und Ihnen erlaubt, genug für den Urlaub zurückzulegen, etwas zu sparen und sich zu leisten, was Sie sonst noch brauchen.

4. Entspannen Sie sich mit oder ohne Kassette oder vorgelesenem Text, indem Sie sich das Gefühl der Entspannung ins Gedächtnis rufen und es mit progressiver Muskelentspannung, Zurückzählen, der Vorstellung friedlicher Szenen oder der Herbeiführung von Schwere und Schläfrigkeit herstellen. Genießen Sie die Entspannung und vertiefen Sie sie so noch mehr.

5. Wenden Sie die folgenden Anweisungen als Änderungsformel an: „Ich entschließe mich gegen finanzielle Probleme und für finanzielle Lösungen. Geld kann mir jetzt schneller zufließen. Mein Reichtum kann jetzt wachsen. Ich habe genügend Intelligenz, Informationen und Fähigkeiten, um diese Entwicklung jetzt zu bewirken. Mein Intelligenzfilter wird mich mit Ideen versorgen. Ich werde mich nach ihnen richten. Jedes Mal, wenn ich dieses Pendel zwischen die Finger nehme (nehmen Sie den Knopf zwischen Daumen und Zeigefinger), fordere ich meinen Intelligenzfilter auf, mir zu sagen, was ich tun muß, um meine finanzielle Lage zu verbessern."

6. Beenden Sie die Autogenic-Sitzung, indem Sie sich wachzählen und geben Sie sich die Anweisung, daß Sie, wenn Sie die Augen öffnen, hellwach sein und sich herrlich wohlfühlen werden.

Tragen Sie Ihr Pendel stets bei sich. Nehmen Sie es von Zeit zu Zeit zwischen die Finger.

Wie Sie geistige Lethargie, Versagensangst und Motivationsmangel beseitigen können

Lillian konkurrierte mit drei Männern um die Position des zweiten geschäftsführenden Direktors der Plastikfirma, bei der sie seit 15 Jahren beschäftigt war. Sie war eine verantwortungsbewußte, gewissenhafte, motivierte und energische Frau.

Doch in den letzten sechs Monaten – als die Gelegenheit, geschäftsführender Direktor zu werden, näherrückte – hatten ihre Gewissenhaftigkeit, ihre Motivation und ihre Energie nachgelassen, und an ihre Stelle war eine völlige Interesselosigkeit getreten. Sie führte dies auf das Gefühl der Aussichtslosigkeit zurück, mit dem sie in die Zukunft blickte, denn gegenüber den drei Männern glaubte sie keine Chance zu haben.

Erst als der Termin für eine Unterredung mit dem Präsidenten der Gesellschaft feststand, erwachte sie zum Leben. Sie meldete sich bei mir an, um über ihre Negativität und über die Möglichkeiten, etwas dagegen zu tun, zu diskutieren. Sie können sich inzwischen sicher denken, was ich ihr „verordnete".

In der Geschäftsleitung der Firma hatte es noch nie eine Frau gegeben, doch Lillian meinte, sie wäre, wenn sie das Selbstvertrauen hätte, diese Neuerung durchzusetzen, für diese Position hervorragend qualifiziert. Während der Therapie stellte sie sich im Geist deutlich vor, wie sie das Zimmer des Präsidenten betrat. Sie sah sich voll Vertrauen, kompetent und selbstsicher. Schon nach einer Sitzung war sie überzeugt, daß diese Unterredung erfolgreich für sie sein würde. Sie lernte, die Übungen zu Hause fortzusetzen und damit dieses Bild zu verstärken.

Die Unterredung, die bald stattfand, brachte als Ergebnis, daß sie für die Position ausgewählt wurde. Heute ist sie eine erfolgreiche geschäftsführende Direktorin. Inzwischen hat sie ihre bildlichen Vorstellungen leicht geändert. Sie stellt sich vor, wie sie im Büro des Präsidenten sitzt und Zuversicht, Selbstsicherheit und Kompetenz ausstrahlt.

Wenn Sie an Lillians Stelle wären, würden Sie die Stimmung

herstellen, indem Sie in Ihren Handspiegel blicken und sich mit „Frau Direktor“ anreden. Dann würden Sie sich mit oder ohne Kassette oder vorgelesenem Text entspannen. Schließlich würden Sie eine Zuversicht aufbauende Änderungsformel anwenden, einschließlich Berührung des Pendels zur konzentrierten Verstärkung.

Wenn Sie sich schlapp und energielos fühlen ... wenn eine bevorstehende Herausforderung Ihnen Angst macht ... wenn Sie an Ihren Erfolgsaussichten zweifeln .... wenn Ihnen die Motivation fehlt, das Notwendige zu tun ... dann sind Sie an Lillians Stelle, und hier ist Ihre Autogenic-Technik:

1. Versetzen Sie sich in die richtige Stimmung, indem Sie sich im Handspiegel mit der Vorstellung anschauen, daß Sie über den Berg sind. Sie haben die Herausforderung bewältigt. Sie haben Erfolg gehabt. Sie sehen erleichtert und stolz aus. Sie empfinden Befriedigung über den Erfolg. Sie haben Vertrauen – zu sich selbst, zu Ihren Fähigkeiten, zu Ihren Kenntnissen, zu Ihrer Intelligenz.

2. Entspannen Sie sich tief. Wenden Sie das Handheben aus dem Kapitel zur Vertiefung der Entspannung an. Legen Sie das Pendel so bereit, daß Sie es zwischen die Finger nehmen können.

3. Wenn Sie behaglich entspannt sind, beginnen Sie mit der Änderungsformel, indem Sie sich sehen, wie Sie voll Aktivität das Notwendige tun. Stellen Sie sich vor, wie tüchtig, kompetent und fähig Sie sind. Fassen Sie das Ganze in Worte und sagen Sie sich:

> *„Ich bin voll Energie. Ich weiß, was getan werden muß. Ich bin vertrauensvoll, intelligent, kompetent und tüchtig. Ich bin erfolgreich.“* Nehmen Sie das Pendel zwischen die Finger und bekräftigen Sie: *„Jedes Mal, wenn ich so das Pendel in die Finger nehme, versorgt mich mein Intelligenzfilter mit allem, was ich brauche, um meine Ziele zu erreichen. Meine Autogenic-Sitzung wird dadurch verstärkt, und ich erlange größeres Gewahrsein, Zuversicht und Wirkungskraft.“*

4. Beenden Sie die Sitzung wie immer, indem Sie sich mit der Anweisung wachzählen, daß Sie sich nach dem Erwachen herrlich wohlfühlen werden.

Probleme im Umgang mit anderen Menschen

Wir schaffen uns unsere Alltagsprobleme nicht immer selbst. Ein widerlicher Nachbar, ein gereizter Vorgesetzter, ein unzuverlässiger Ehepartner sind Probleme, mit denen wir alle zu tun haben.

Auch hier kann Autogenic eine Hilfe sein. Wie kann Autogenic auf einen anderen Menschen wirken? Um das zu beantworten, müssen wir verstehen, wie alle Menschen sich ständig gegenseitig beeinflussen.

Experimente, die vor einigen Jahrzehnten in einem Brooklyner Krankenhaus durchgeführt wurden, zeigten, daß ein Mensch die Träume eines anderen beeinflussen kann. Wenn die Versuchsperson schlief, konzentrierte sich die zweite Person auf ein Foto; zum Beispiel den Weihnachtsmann. Wenn das Biofeedbackgerät anzeigte, daß der Schlafende träumte, wurde er geweckt. „Komisch, ich hab eben von Weihnachten geträumt."

Wir beeinflussen uns gegenseitig im Wach- und im Schlafzustand, bewußt und unbewußt.

In Autogenic schalten wir den Einfluß, den wir auf einen anderen Menschen haben, von Problemverstärkung auf Lösungsverstärkung um. Was dann geschieht, kann manchmal wie ein Wunder erscheinen. Doch es ist nur eine einfache Folge von Ursache und Wirkung. Indem wir unsere eigene Haltung ändern, üben wir einen veränderten Einfluß auf den anderen Menschen aus. Das Ergebnis:

- Ein widerlicher Nachbar wird umgänglicher
- Ein Mitglied des anderen Geschlechts wird stärker von Ihnen angezogen
- Ein Ehepartner wird aufmerksamer
- Ein Vorgesetzter wird freundlicher
- Ein Kollege wird rücksichtsvoller
- Ein Kunde zeigt mehr Kaufinteresse
- Ein Kind wird vernünftiger

Sie kennen jetzt den Prozeß. Doch vermutlich sind Sie noch nicht überzeugt, daß eine Änderung der eigenen Haltung andere Menschen beeinflußt. Das ist das Problem, das ich mit Ihnen habe.

Wenn ich selbst jetzt, bevor ich weiterschreibe, Autogenic anwende und dann mit dem Schreiben fortfahre, wird das Problem, das ich mit Ihnen habe, verschwinden. Wird Sie das überzeugen, daß ein anderer Mensch auf diese Weise beeinflußt werden kann? Also schön, dann los.

Ich habe soeben eine Autogenic-Sitzung beendet. Meine Stimmungsformel bestand darin, daß ich mir im Geist die Tausende von Briefen vorstellte, die ich bekommen habe. Mädchen lernt Jungen kennen. Junge lernt Mädchen kennen. Feinde versöhnen sich. Händeschütteln. Tränen, Umarmungen. Leben nehmen eine positive Wendung.

Ich habe mich schnell entspannt. Im Lauf der Jahre habe ich die Fähigkeit erworben, mich auf der Stelle zu entspannen. Dann habe ich mir als Änderungsformel bildlich vorgestellt, wie ich genau die richtigen Worte schreibe, um Sie davon zu überzeugen, daß Autogenic Ihnen helfen kann, Probleme mit anderen Menschen zu lösen. Ich habe mir Ihre Reaktion vorgestellt. Ich habe mich Ihnen, trotz räumlicher und zeitlicher Entfernung, nahe gefühlt. Dann habe ich die Sitzung beendet.

Spüren Sie etwas? Beeinflussen wir uns gegenseitig? Würde es sich nicht lohnen, einen Versuch zu machen? Hier die raschen und einfachen Schritte:

1. *Stimmungsformel:* Machen Sie es sich bequem. Stellen Sie sich ein oder zwei Menschen der gleichen Kategorie vor (Nachbarn, Vorgesetzte, Mitglieder des anderen Geschlechts usw.), zu denen Sie früher einmal eine gute Beziehung hatten.

2. *Entspannungsformel:* Nach eigener Wahl. Verwenden Sie eine der Ihnen bereits vertrauten Methoden.

3. *Änderungsformel:* „Ich verzeihe (Namen der Person einsetzen, mit der Sie das Problem haben) und bitte ihn (sie) um Verzeihung." Stellen Sie sich vor, wie der Mensch freundlich reagiert. „Ich werde mit (Name) stets gute (sexuelle) (freundschaftliche) (kollegiale) (*passendes Wort einsetzen*) Beziehungen haben. Mein Intelligenzfilter wird mich mit Verständnis erfüllen und mir die richtigen Worte und Handlungen eingeben, so daß ich auf (Name) immer eine liebevolle und positive Energie ausstrahlen werde.

4. Beenden Sie die Sitzung, indem Sie an ... freundlich denken.

11. Kapitel

So werden Sie mit scheinbar aussichtslosen Situationen und unlösbaren Problemen fertig

In diesem Kapitel erweitern wir unsere Fähigkeiten, Probleme zu lösen und andere Menschen zu beeinflussen. Im letzten Kapitel haben Sie Krabbeln gelernt. In diesem Kapitel lernen Sie Gehen, Laufen und Rennen.

Sie laden unwiderstehliche Energie.

Sie erwerben fantastische Fähigkeiten zu lernen und Ideen zu produzieren.

Sie lernen, die Zeit auszudehnen, so daß Sie genug davon haben, um Ihre verstärkten Aktivitäten durchzuführen.

Sie erlangen die Macht, andere für Ihre Ziele einzusetzen.

Sie gewinnen Unterstützung für Ihre Ideen und Vorhaben.

Wenn Sie dieses Buch nur durchgeblättert haben und sich nun von der Überschrift dieses Kapitels und ersten Sätze angezogen fühlen und denken „Das ist das Richtige für mich“, dann täuschen Sie sich. Was jetzt kommt, ist nichts für Anfänger. Sie müssen zurückgehen, tun, was in den ersten drei Kapiteln von Ihnen verlangt wird und die in mindestens zwei oder drei folgenden Kapiteln dargestellten Übungen durchführen, darunter jene im 10. Kapitel, die eine Voraussetzung für das Kommende sind. Bevor Sie gehen lernen, müssen Sie erst krabbeln lernen.

Ich möchte Sie an etwas erinnern, was Sie bereits wissen. Einen Teil Ihres Geistes haben wir Intelligenzfilter genannt. Wenn Sie mit dem Intelligenzfilter Kontakt aufgenommen und ihm ein Problem vorgelegt haben, untersucht der Intelligenzfilter das Problem, findet eine Lösungsmöglichkeit und löst das Problem.

Der Intelligenzfilter ist ein Supergenie. Sie, ich, wir alle besitzen ihn.

Er verfügt über unglaubliche Fähigkeiten. Er kann Dinge vollbringen, die Sie nie für möglich gehalten hätten. Er arbeitet auf ruhige, logische, präzise Weise und läßt Sie in der richtigen Reihenfolge alle notwendigen Schritte unternehmen, die Sie an ihr gewünschtes Ziel bringen.

Sie brauchen nichts weiter zu tun, als das Problem Ihrem Intelligenzfilter zu übergeben und ihm dann aus dem Weg zu gehen.

Wir neigen dazu, uns selbst im Weg zu stehen. Wenn wir uns entspannen, dann ist das der erste Schritt, uns selbst aus dem Weg zu gehen. Wenn wir uns aus einer problemortientierten in eine lösungsorientierte Stimmung versetzen, dann gehen wir uns noch weiter aus dem Weg. Wenn wir uns selbst zuversichtlich und kreativ sehen, haben wir den Prozeß, uns selbst aus dem Weg zu gehen, vollendet.

Hätten wir uns nicht selbst im Weg gestanden, dann wäre es für uns nicht nötig gewesen, Autogenic anzuwenden, weil es dann überhaupt kein Problem gegeben hätte. Der Intelligenzfilter wäre dann imstande gewesen, uns ohne jede Verzögerung das Richtige tun zu lassen. Jetzt tut er das mit einer leichten Verzögerung – so lange wie wir brauchen, um die Stimmungsformel, die Entspannungsformel und die Änderungsformel durchzugehen.

Das Leben bietet einen ständigen Strom scheinbar aussichtsloser Situationen und unlösbarer Probleme; nicht nur dem einzelnen Menschen, sondern auch Gemeinschaften und Völkern. Sie lassen sich nicht in feste Kategorien einordnen. Deshalb zeigen wir in diesem Kapitel fünf verschiedene Beispiele individueller Situationen und Probleme – aus dem wirklichen Leben, hypothetische und aus beidem kombinierte – und erklären dann, wie sie durch Autogenic erleichtert oder gelöst werden können. Dadurch werden Sie in die Lage versetzt, Autogenic in jeder Lebenssituation anzuwenden.

Wie man ein schlechtes Gedächtnis anregen kann

Dem früheren Schlagersänger Rudy Vallee wurde eine Rolle in einem Theaterstück angeboten. Es war für ihn eine Gelegenheit, eine zweite Karriere zu beginnen. Nachdem er bei zwei Proben immer wieder mit seinem Text hängengeblieben war, stellte man ihn vor die Wahl, bis zur nächsten Probe den Text zu beherrschen oder die Rolle zu verlieren.

Als er zu uns kam, hatten wir nur wenig Zeit, etwas zu tun. Stimmungs-, Entspannungs- und Änderungsformel wurden angewandt. Er übte sie ein paarmal und lernte noch einmal seinen Text. Dann spielte er diese und weitere Rollen mit großem Erfolg.

Ich möchte auf das Thema Gedächtnis und Lernprozeß etwas näher eingehen, denn jeder, ob jung oder alt, steht im Leben immer wieder vor der Aufgabe, etwas zu lernen.

Im Gegensatz zu den bisherigen Theorien ist Lernen ein Prozeß, der nicht durch angestrengtes Bemühen gefördert wird, sondern leichter und schneller vonstatten geht, wenn wir uns entspannen.

Das von dem bulgarischen Professor Losanow entwickelte Superlearning, das in den letzten Jahren auf der ganzen Welt Verbreitung gefunden hat, ist eine Methode, im Entspannungszustand Fremdsprachen zu lernen. Man sitzt dabei in einem bequemen Sessel und hört klassische Musik, während der Lehrer die Vokabeln vorträgt. Wenn man sich nicht auf ihn konzentriert, lernt man schneller.

Jede Lernmethode, bei der Entspannung und Vorstellungskraft eingesetzt werden, stellt gegenüber dem früheren Büffeln eine große Verbesserung dar.

Obwohl bei Autogenic die Änderungsformel sechs verschiedene Suggestionen oder Anweisungen enthält, ist deshalb die erste – beim Lernen entspannt, ruhig und gelassen zu sein – die wichtigste.

Für die Stimmungsformel brauchen Sie das weiße Blatt Papier mit dem schwarzen Zielkreis aus dem letzten Kapitel. Bei der Entspannungsformel können Sie wieder zwischen dem auf Kassette aufgenommenen oder vorgelesenen Text und dem selbständigen Vorgehen mit progressiver Entspannung, Armheben, Rückwärtszählen usw. wählen.

Diese selbständige Entspannung können Sie jetzt immer anstelle des langen Textes wählen, vor allem, wenn Sie diesen öfter benutzt haben.

Hier die drei Formeln für Lernen:

Stimmungsformel: Konzentrieren Sie sich auf eine Kerze oder auf eine Stelle an der Wand oder Decke und richten Sie Ihre Aufmerksamkeit auf diesen Punkt. Schließen Sie sich völlig von Ihrer Umgebung ab. Stellen Sie sich nach einer Weile vor, daß Ihre Augenlider schwer werden und schließen Sie sie. Konzentrieren Sie sich auf eine positive Suggestion und stellen Sie sich bildlich vor, wie Sie sie ausführen.

Entspannen Sie sich und machen Sie mit geschlossenen Augen die Additionsübung: 1 + 1 = 2, 1 + 2 = 3, 1 + 3 = 4 usw. bis 9 + 9 = 18.

Bleiben Sie auf die Übung konzentriert und richten Sie Ihre Aufmerksamkeit immer wieder darauf, wenn Ihr Geist abschweift. Nach ein paar Tagen können Sie zur Abwechslung zu Multiplizieren übergehen.

Entspannungsformel: Nach Text oder selbständig.

Änderungsformel:

Ich bin (beim Lernen, bei der Prüfung, bei der Vorlesung) *entspannt, ruhig und gelassen.*

Ich bin mit großem Interesse bei der Sache.

Ich bleibe konzentriert und nichts stört mich oder lenkt mich ab

Ich kann alles um mich herum abschalten.

Was ich beginne, führe ich ganz durch.

Ich kann mir alles, was ich lerne, merken.

Sie beenden natürlich jede dieser Sitzungen mit der Anweisung, daß Sie, wenn Sie nach dem Wachzählen die Augen öffnen, hellwach sind und sich herrlich wohlfühlen.

Wie Sie in der gleichen Zeit mehr tun können.

Frustrierende Situationen und scheinbar unlösbare Probleme ergeben sich immer wieder in Zusammenhang mit der uns zur Verfügung stehenden Zeit. Einige Beispiele:

- Die Fertigstellung eines Berichts, der zu einem bestimmten Termin abgeliefert werden muß
- Die Erfüllung einer Verkaufs- oder Produktionsquote innerhalb einer bestimmten Zeit

- Die Erledigung aller Vorbereitungen vor einem feststehenden Abreisetermin
- Die Erfüllung aller täglichen Aufgaben zu Hause oder im Beruf
- Die Vorbereitungen für ein Treffen oder eine Verabredung innerhalb von ein paar Stunden oder Minuten

Im Gegensatz zu dem, was wir wahrscheinlich bisher in solchen Situationen getan haben, ist auch hier Entspannung das Wichtigste. Je mehr wir uns von Terminen hetzen lassen, um so handlungsunfähiger werden wir.

George, ein Versicherungsvertreter, lebte ständig in so einer Hetze. Von allen Mitarbeitern seiner Agentur machte er die meisten Abschlüsse. Doch jetzt war er am Ende. Er hatte häufig Brustschmerzen und ständig Kopfschmerzen. Sein Arzt riet ihm, zurückzuschalten und abzunehmen. Er bat uns, ihm in beidem zu helfen. George benützte für die Gewichtsabnahme die Autogenic-Methoden im 7. Kapitel und für das Zeitproblem die folgende Autogenic-Technik. Wenn er am Ende der Änderungsformel zu der bildlichen Vorstellung kam, sah er sich, wie er bei seinen Kundenbesuchen und bezüglich seiner Abschlüsse eine entspannte Haltung einnahm. Heute ist George gesünder und verdient noch mehr.

Damit Ihre Entspannung nicht zu formlos wird, empfehle ich die Kassette oder das Vorlesen des Textes, doch Sie können selbst entscheiden, ob Sie sie verwenden oder auf freie Weise vorgehen wollen. Wenn Sie sich dazu entschließen, dann sehen Sie sich die untenstehenden Entspannungsanweisungen an und gehen Sie danach vor.

Stimmungsformel: Machen Sie die Zwei-Wege-Übung. Entspannen Sie sich und stellen Sie sich vor, wie Sie zu der Weggabelung kommen. Auf dem linken Weg sind Sie nie imstande, einen Termin einzuhalten. Sie führen ein aufreibendes, gehetztes Leben und sehen sich angespannt und gereizt. Selten klappt etwas richtig, und Sie kommen immer und überall zu spät – außer zu Ihrem Tod, der Sie infolge Ihres streßerfüllten Lebens früh ereilt.

Auf dem rechten Weg hingegen sehen Sie sich entspannt. Termine können Sie nicht aus der Ruhe bringen. Sie nehmen sich genug Zeit für

Ihre Autogenic-Sitzungen. Sie vollbringen in weniger Zeit bessere Leistungen. Es gibt für Sie keinen Streß, keine Spannung. Sie halten mit Leichtigkeit alle Termine ein. Sie sind gesünder und leben länger. Sie entscheiden sich und gehen auf dem rechten Weg weiter.

Entspannungsformel:

Erster Schritt: Atmen. Machen Sie sich zuerst Ihren Atem bewußt. Beobachten Sie, wie Sie ein- und ausatmen. Dann machen Sie ein paar tiefe Atemzüge. Halten Sie nach dem Einatmen die Luft an und atmen Sie langsam und bewußt kontrolliert aus. Dann atmen Sie ruhig, sanft und regelmäßig, so wie Sie kurz vor dem Einschlafen atmen oder wenn Sie müde sind. Stellen Sie sich vor, daß Sie schläfrig sind, daß Sie schweben oder dahintreiben.

Zweiter Schritt: Progressive Entspannung. Entspannen Sie alle Muskeln. Lassen Sie sie ganz locker und schlaff werden. Stellen Sie sich vor, daß Ihr Körper bleischwer wird. Richten Sie Ihre Aufmerksamkeit auf die einzelnen Körperteile und entspannen Sie sie. Beginnen Sie mit Füßen und Knöcheln, dann Waden und Schenkel, Bauch und Brust, Schultern, Rücken, Arme, Hände und Finger, Nacken, Gesicht. Auch Ihr Geist ist entspannt – keine Gedanken, Sorgen, Probleme.

Dritter Schritt: Bildliche Vorstellung. Sehen Sie sich an einem Strand liegend, an einem See, auf einer Wiese, auf einer Wolke schwebend, in einer Liebesumarmung usw.

Vierter Schritt: Zurückzählen. Zählen sie von 10 bis 1. Entspannen Sie sich dabei immer tiefer. Sie können dabei eine Treppe hinuntergehen oder mit einem Lift oder einer Rolltreppe abwärts fahren.

> *Änderungsformel:*
>
> Ich bin in jeder Situation entspannt, ruhig und gelassen und Zeit spielt keine Rolle.
>
> Ich bin mir der Zeit bewußt, doch sie ist mein Freund.
>
> Ich kann Spannung loslassen, bevor sie sich aufbaut.
>
> Ich bin geduldig und voll Verständnis und Mitgefühl.
>
> Ich bin fähig und tüchtig.
>
> Ich sehe mich jetzt mit genügend Zeit, entspannt und voll Energie erledigen, was heute (morgen, diese Woche usw.) getan werden muß. (Stellen Sie sich die Tätigkeiten und eine Uhr vor.

Sehen Sie sich entspannt und aktiv. Stellen Sie sich vor, wie Sie vor der Zeit fertig werden.)

Zeit ist elastisch. Wenn Sie sich der Zeit bewußt sind, vergeht sie langsam. Es dauert endlos, wenn Sie darauf warten, daß Wasser zu kochen anfängt. Wenn Sie sich darauf programmieren, die Zeit als Freund zu betrachten und sich von ihr nicht unter Druck setzen oder einschüchtern zu lassen, dann dehnt sie sich und läßt sich nach Belieben von Ihnen nutzen.

Wenn Sie das wissen, dann können Sie hinsichtlich des Zeitfaktors entspannt sein, und dadurch dehnt sich die Zeit für Sie noch mehr.

So können Sie Ideen im Überfluß produzieren

Kevin, 55, ein ehemaliger Marinejagdflieger, hatte Karriere als Industrie-Designer gemacht, spezialisiert auf Kücheneinrichtungen. Er war an einem Punkt angelangt, wo seine Kreativität blockiert schien. Er meinte, daß er zu vorsichtig geworden war, daß er sich lieber an das Erprobte und Bewährte hielt, statt bei besonderen Anforderungen auf kreative Weise Neues zu schöpfen. Das empfand er als hemmend für seine weitere Entwicklung.

„Ich bin einfach unfähig, in meinem Beruf eine Richtung einzuschlagen, die befriedigender und lohnender wäre", erklärte er. Mit wachsendem Erfolg sei auch der Papierkram immer mehr angewachsen; er schiebe die Erledigung immer mehr hinaus und habe immer weniger Zeit für die Entwicklung neuer Ideen.

Bei unserem ersten Gespräch fand ich Kevin sympathisch und offen. Seine Ehe war glücklich. Von seinen neun Kindern standen sechs auf eigenen Beinen, und drei, die noch unter zwanzig waren, lebten noch zu Hause. Da keine familiären Ursachen vorzuliegen schienen, konzentrierten wir uns auf den Beruf.

Kevin machte die in diesem Abschnitt dargestellten Übungen. Er führte sie mehrmals wöchentlich zu Hause durch. Nach vier Monaten berichtete er, daß seine Unentschlossenheit verschwunden sei. Seine Angst hatte nachgelassen und sein Optimismus war gewachsen. Die

Designprobleme, mit denen er zu tun hatte, löste er auf kühnere originellere Weise. Das Ergebnis war, daß er sich wohler in seiner Haut fühlte und eine positivere Einstellung entwickelt hatte. Seine Energie hatte gewaltig zugenommen, und seine Motivation war gestiegen. „Und schlafen tu ich auch besser", sagte er abschließend.

Vielleicht sind Sie kein ehemaliger Jagdflieger, neigen aber auch zu Entschlußlosigkeit. Vielleicht sind Sie kein Industriedesigner, haben aber auch Schwierigkeiten, neue Ideen zu entwickeln. Vielleicht ähneln Sie Kevin in keiner Weise, leiden aber unter dem gleichen Mangel an Energie und Ehrgeiz.

Dann sind hier die drei anzuwendenden Formeln:

Stimmungsformel: Setzen Sie sich mit einem Schreibblock und einem Kugelschreiber in Ihren Sessel. Sie werden jetzt einen Vertrag mit sich selbst entwerfen und abschließen. Sie werden Ihre Ziele festlegen, die Zeit bestimmen, zu der Sie sie erreichen werden und dann den Vertrag unterschreiben. In Kevins Fall sah dieser Vertrag so aus:

Ziel: Die Erledigung von Papierkram nicht hinausschieben. Kreativer werden, mehr Ideen entwickeln. Ehrgeiziger sein.

Zeit: Jeden Tag besser und besser. Wesentlicher Fortschritt in vier Monaten.

Wie: Durch Autogenic und Selbstkenntnis.

Bei Ihnen werden Ziel, Zeit und Wie anders aussehen als bei Kevin. Schreiben Sie die einzelnen Punkte jetzt nieder. Setzen Sie Ihre Unterschrift darunter und daneben das Datum. Sie haben eben einen Vertrag mit sich selbst geschlossen. Jetzt können Sie sich entspannen.

Entspannungsformel: Entspannen Sie sich selbständig nach der im vorigen Abschnitt dieses Kapitels dargestellten Methode.

Änderungsformel:

Meine Kräfte und Fähigkeiten sind unbegrenzt.
Ich nehme die Herausforderung des Lebens an.
Ich erkenne die Chancen und Möglichkeiten des Lebens.
Ich setze mir gern Ziele und bin befriedigt, wenn ich sie erreiche.

Was ich beginne, führe ich bis zum Ende durch. Ich stelle mir dafür einen Plan auf, an den ich mich halte.
Ich halte mich an Verträge, die ich geschlossen habe.
Ich bin eine unerschöpfliche Ideenquelle.
Ich bin kreativ, fähig und tüchtig.

Wie Sie andere für Ihre Ziele gewinnen können

Erkältungen sind ansteckend. Wenn Sie eine Erkältung haben und in der Nähe eines anderen Menschen husten oder niesen, können Sie ihn anstecken, wenn seine Abwehrkraft gering ist.

Auch Erfolg ist ansteckend. Jeder ist bereit, auf das Gefährt eines Erfolgreichen aufzuspringen, vor allem, wenn er selbst wenig Erfolg hat. Das „Niesen“ in diesem Fall ist Begeisterung.

Begeisterung ist ansteckend. Wenn Sie in sich selbst Begeisterung entfachen können, können Sie die Unterstützung anderer gewinnen.

Die Anatomie der Begeisterung kann sehr kompliziert sein, vor allem, wenn es um familiäre, geschäftliche, gesellschaftliche und politische Dinge geht. Ein „Cheerleader“* ist voll Begeisterung, und er setzt alles daran, dies akustisch und körperlich zu demonstrieren. Doch für ihn ist es eine einfache Sache, siegesbewußt zu sein.

Im Spiel des Lebens bedarf Begeisterung verschiedener Voraussetzungen. Sie alle müssen verstärkt werden, damit Sie die echte Begeisterung ausstrahlen, die Ihre Familie, Ihre Freunde, Kollegen oder Wähler dazu bringt, sich um sie zu scharen und Sie zu unterstützen. Ich möchte die zwanzig wichtigsten dieser Voraussetzungen aufzählen:

- Positive geistige Einstellung
- Klarheit des Ziels
- Genügend Energie
- Feste innere Überzeugung
- Idealistische Ziele

---

* In Amerika Einpeitscher bei politischen Demonstrationen

- Körperliche und geistige Gesundheit
- Persönliche Initiative
- Selbstdisziplin
- Glaubwürdigkeit
- Voller Einsatz der eigenen Kraft
- Klares, genaues Denken
- Mannschaftsgeist
- Schöpferische Einbildungskraft
- Gewinnende Persönlichkeit
- Kontrollierte Aufmerksamkeit
- Einfühlungsvermögen
- Bereitschaft, Verantwortung zu übernehmen
- Vertrauen in die eigenen Führungsqualitäten
- Fähigkeit, sich klar auszudrücken
- Bereitschaft, anderen die Freiheit zu lassen, ihre eigene Entscheidung zu treffen

Sehen wir uns an, wie es Robert gelang, mit diesen Bausteinen unwiderstehliche Begeisterung zu schaffen. Er war 41 Jahre alt und verdiente als Effektenmakler gerade soviel, wie er zum Leben brauchte. Als ich ihn kennenlernte, hatte er gerade seine zweite Scheidung hinter sich und lebte jetzt in einer kleinen Wohnung in einem Vorort von New York. Da er keine Freunde hatte, bestand seine Hauptbeschäftigung darin, das *Wall Street Journal* und ein halbes Dutzend andere Börsenzeitschriften zu lesen.

Vor kurzem hatte ein Nachbar ihn dazu überredet, an einer Encountergruppe teilzunehmen. Schon vom ersten Moment an bereute er, daß er sich darauf eingelassen hatte. Verägert setzte er sich auf einen Stuhl außerhalb des von den elf Teilnehmern geformten Halbkreises.

Nach drei oder vier Minuten sah der Leiter der Gruppe, ein bärtiger junger Mann in Jeans und Rollkragenpullover, Robert an und fragte: „Und wer sind Sie? Was wollen Sie?“

„Wer ich bin, was ich will?“ wiederholte Robert. „Ich heiße Robert. Und ich will glücklich sein. Aber ich bezweifle, daß ein Trottel wie Sie meine Probleme lösen kann. Oder sonstwer.“

Der Leiter nickte und wandte sich an einen anderen Teilnehmer. „Warum ist Robert so wütend?“

„Keine Ahnung“, sagte der andere. „Vielleicht ist er immer wütend.“

Robert erzählte mir sofort von der Sache. Das Ganze schien eine Erklärung dafür zu sein, warum er seine Kunden nicht dazu bringen konnte, seinen Investment-Service zu kaufen, warum er seine zwei Frauen nicht von seinen Fähigkeiten als Ehemann hatte überzeugen können und warum andere Leute sich von ihm abwandten und er keine Freunde hatte.

Der Fingerhebe-Test ergab, daß Robert sich zum Ziel setzen sollte, seine aggressive Feindseligkeit durch freundlichen Enthusiasmus zu ersetzen. Als wir die richtige Stimmungsformel herauszufinden suchten, mußte Robert dauernd an seinen Vater denken, der auch immer wütend und aggressiv gewesen war. Zum ersten Mal wurde Robert bewußt, wie sehr er seinem Vater ähnlich war. Diese Erkenntnis fand Eingang in seine Änderungsformel („Ich bin begeistert, daß ich eine eigene Persönlichkeit bin“). Außerdem enthielt seine Änderungsformel die oben angeführten Bausteine.

Innerhalb weniger Monate veränderte sich Robert auf dramatische Weise. Er zog mit einer Frau zusammen und beschloß, sie zu heiraten. Er war ein glücklicher Mensch. Die Beziehungen zu seinen Kunden hatte sich verbessert. Er war begeistert von den Investment-Empfehlungen, die er ausarbeitete und verkaufte. Er wurde zum stellvertretenden Direktor der Maklerfirma ernannt.

Begeisterung hat auch einen großen Einfluß auf das familiäre und gesellschaftliche Leben. Ein gutes Beispiel dafür ist Margaret. Als ich sie zum ersten Mal sah, war sie in einer schrecklichen Verfassung. „Ich habe mit meinen vier Jungen keine Geduld, und mein Mann ist mir keinerlei Hilfe“, erklärte sie. „Ich hab’s so satt, alles allein zu machen. Es ist einfach zu viel. Ich hab überhaupt keine Zeit für mich selbst. Ich kann nicht mehr!“

Margaret erzählte mir näher, wie sie ihrem Mann und ihren vier Jungen dauernd „nachräumte“. „Für mich tut nie jemand irgendwas.“ Ich fragte nach ihren Nachbarn und Freunden. Ja, sagte sie, sie kenne auch andere Familien mit vier Kindern. „Ich weiß wirklich nicht, wie die das machen“, sagte sie. „Die müssen mehr Energie haben, mehr Begeisterung für ihre Familie.“

Als ihr Ziel fanden wir „Ordnung“ und „Begeisterung“ heraus. Sie benützte die unten angeführten Formeln und fügte bei der Änderungsformel noch „Ordnung“ hinzu. Es überraschte sogar mich, wie stark Margaret sich veränderte. Sie wurde ruhig. Sie überzeugte ihren Mann und ihre Kinder davon, daß sie mehr Hausarbeiten machen mußten. Sie entwickelte Interessen außerhalb der Familie. „Ich werde mit allen möglichen Hindernissen fertig, die mir bis jetzt im Weg standen“, berichtete sie mir telefonisch. Ich bat sie nicht, das näher zu erklären, doch dann sagte sie etwas, das keiner Erklärung bedurfte. „Wissen Sie, ich beginne, meine Familie richtig zu mögen.“

Ich habe nicht die Absicht, Sie mit einer unnatürlichen, aufgeputschten Begeisterung zu erfüllen. Ich bitte Sie lediglich, die folgenden Stimmungs-, Entspannungs- und Änderungsformeln anzuwenden und sie alle paar Tage zu verstärken. Dann werden Sie wissen, was Begeisterung ist.

Stimmungsformel: Entspannen Sie sich und denken Sie über Ihr jetziges Leben nach. Welche starke negative Eigenschaft ist es, die Sie bedrückt, die bei Ihnen Unzufriedenheit, Langeweile oder Verzweiflung hervorruft? Benennen Sie sie: z. B. Ungeduld, Intoleranz, Ärger, Feindseligkeit usw. Suchen Sie nach einem Wort, welches das Gegenteil dieser starken negativen Eigenschaft ausdrückt, z. B.: Geduld statt Ungeduld, Toleranz statt Intoleranz, Freude statt Ärger, Freundlichkeit statt Feindseligkeit. Sehen Sie sich innerlich in typischen alltäglichen Szenen, wie auf einer Bühne. Stellen Sie sich vor, wie Sie diese negative Eigenschaft darstellen. Sehen Sie den Vorhang fallen. Sehen Sie auf dem Vorhang in großen Buchstaben das Wort AUTOGENIC. Stellen Sie sich vor, daß der Vorhang wieder aufgeht. Die Szene hat sich verändert. Stellen Sie jetzt das positive Gegenteil dar. Sehen Sie sich, wie Sie sich in typischen alltäglichen Szenen positiv verhalten und auf andere Begeisterung ausstrahlen.

Entspannungsformel: Nach Wahl.

Änderungsformel: Suchen Sie sich die Bausteine aus, die am meisten dem positiven Gegenteil in der Stimmungsformel entsprechen. Setzen Sie die Worte „Ich bin ..." davor und bekräftigen Sie geistig mindestens fünf positive Eigenschaften, z. B.: „Ich bin positiv eingestellt. Ich bin zielstrebig. Ich habe genügend Energie usw." Wiederholen Sie zum Abschluß die letzte Szene Ihrer Stimmungsformel: Sehen Sie sich umgeben von Menschen, die Ihre echte Begeisterung unwiderstehlich angezogen hat und die Sie (auf dem Gebiet, um das es Ihnen geht) unterstützen.

Erfolg beim anderen Geschlecht

Das Wesentliche bei jeder Art von Werbung ist die Fähigkeit, Zustimmung zu gewinnen. Das gilt nicht nur in der Wirtschaft, sondern auch bei persönlichen Beziehungen.

Erfolg im Geschäft, in der Familie, in der Gesellschaft und in der Politik geht deshalb Hand in Hand mit Erfolg in der Liebe.

Dieses Kapitel wäre unvollständig, wenn ich nicht darauf hinweisen würde, daß Sie, wenn Sie Autogenic anwenden und durch die anziehende Kraft der Begeisterung Ihren Einfluß auf andere Menschen verstärken, zwangsläufig auch anziehender auf das andere Geschlecht wirken. Das bedeutet weniger Widerstand gegenüber Ihren Einladungen, Annäherungsversuchen und Anträgen.

Das geschieht ganz natürlich, ohne eine auf das andere Geschlecht gerichtete Änderungsformel. Es genügt, wenn sich Ihre Änderungsformel auf die positiven Bausteine für Begeisterung richtet, die früher in diesem Kapitel aufgezählt wurden.

Warum? Ihre Lebensenergie wird dadurch verstärkt. Niemand fühlt sich von einem halb toten Menschen angezogen; ganz gleich, ob er körperlich, geistig oder spirituell halb tot ist. Wenn so ein Mensch zum Leben erwacht, zieht er einfach die Blicke auf sich. Alles, was Sie tun, um Ihre Energie zu verstärken, erhöht Ihre sexuelle Anziehungskraft. Und Begeisterung ist Energie.

Rosalyn war vierzig Jahre alt. Sie war seit fünf Jahren geschieden und lebte mit ihrem neunzehn Jahre alten Sohn zusammen. Ihr

Problem war, daß sie sich als völlig unnütz betrachtete. Ihrer Meinung nach war sie eine Versagerin, als Frau und als Mutter. Außerdem hielt sie sich für unattraktiv (was nicht stimmte) und fand, daß sie zu dick war (was auch nicht stimmte). Versuche, in der „Single-Szene" neue Bekanntschaften zu schließen, waren danebengegangen, denn es war ihr peinlich, Gespräche mit Fremden anzufangen, und sie fühlte sich in diesem Milieu nicht wohl. Sie war überzeugt, ihr Leben sei zu Ende. Sie hatte nicht gerade Selbstmordneigungen, war aber zutiefst verzweifelt und total negativ.

Finanziell litt sie keine Not. Ihr früherer Mann, ein Rechtsanwalt, hatte sie bei der Scheidung gut versorgt.

Es war schwierig, ein Ziel für Rosalyn herauszufinden. Sie war gleichgültig und ohne jeden Ehrgeiz, und ihr Denken kreiste ständig um ihre vergeudeten Lebensjahre, die sie mit Groll und Aggressivität erfüllten. Ständig sprach sie davon, daß sie nie Erfolg gehabt habe. Als wir eine Weile über die Eigenschaften erfolgreicher Menschen sprachen, erwachte ihr Interesse. Sie pflichtete mir bei, als ich sagte, daß ein Mensch erfolglos sein kann, aber ein erfolgreicher Mensch werden kann. Schließlich gab sie zu, daß ihre Depressionen sich bessern würden, wenn sie das Gefühl hätte, erfolgreich zu sein.

Wir diskutierten über einen Aspekt erfolgreicher Menschen: sie versuchen jede nur denkbare Möglichkeit auszuschöpfen. Sie gab zu, daß sie sich bisher nicht einmal bemüht hatte, erfolgversprechende Möglichkeiten zu suchen. Damit hatten wir unser Primärziel gefunden: „Erfolg". Ich sagte Rosalyn, daß meiner Ansicht nach die Quelle ihrer Überzeugung, erfolglos zu sein, in ihrem Unterbewußtsein lag. Ihr Geist halte sie für einen Versager und erfülle sie mit dieser Meinung – der Weg, den ihr Geist seit Jahren gegangen sei, habe immer ins Negative geführt. Nun würden wir einen neuen Weg einschlagen. Unser Zielpunkt sei „Erfolg".

Rosalyn wandte die eben dargestellte Methode zur Gewinnung von Einfluß auf andere an, verbunden mit positiven Bejahungen für Erfolg – in geschäftlicher Hinsicht und bei der Anziehung von Männern –, denn beide Faktoren waren bei ihrer Auffassung von einem erfolgreichen Leben miteinander verbunden.

Schon nach wenigen Wochen berichtete mir Rosalyn, daß sie mehr Energie und Antriebskraft habe – und mehr männliche Freunde. Sie übernahm eine kleine Boutique auf Long Island, die recht gut ging. Da sie mit ihrem Sohn zusammenwohnte, verabredete sie sich mit ihren männlichen Bekannten nach der Geschäftszeit in dem Laden. Ihr geschäftlicher Erfolg und ihr Erfolg in der Liebe gingen Hand in Hand.

Stimmungsformel: Die gleiche wie unter „Wie Sie andere für Ihre Ziele gewinnen können."

Entspannungsformel: Nach Wahl.

Änderungsformel: Ebenfalls wie unter „Wie Sie andere für Ihre Ziele gewinnen können."

12. Kapitel

Die Entwicklung einer gewinnenden Persönlichkeit

Das Wesentliche an Autogenic ist Veränderung. Die Stimmung wird hergestellt. Entspannung ermöglicht die Veränderung. Die Änderungsformel wird angewandt. Und die Veränderung findet statt. Der Geist wurde darauf programmiert, anders zu reagieren und zu denken, und Sie fühlen sich anders.

Die Veränderung ist immer eine Verbesserung. Sie führt stets vom Unerwünschten zum Erwünschten, vom Unerreichbaren zum Erreichbaren, vom Negativen zum Positiven, vom „Ich kann nicht" zum „Ich kann."

Wie Sie sehen, handelt es sich immer um Gegensätze. Der Weg führt vom Nichtkönnen zum Können, vom Mißerfolg zum Erfolg.

Sicher, bestimmte Voraussetzungen müssen vorhanden sein oder geschaffen werden: So die Bereitschaft zur Veränderung oder der Glaube, daß eine Veränderung möglich ist. Wir haben uns mit diesen Voraussetzungen in früheren Kapiteln dieses Buches beschäftigt.

Sie sind nun in der Lage festzustellen, wie es bei Ihnen mit diesen Voraussetzungen steht und sie, wenn nötig, zu schaffen, und so bleibt mir nur noch, Ihnen zu sagen, wie Sie Unerwünschtes in Erwünschtes verwandeln können.

Im letzten Kapitel haben Sie aus Gegensätzen Ihre Änderungsformel geschaffen und in den vorhergehenden Kapiteln wurde Ihnen gezeigt, wie Sie Gegensätze in der Änderungsformel verwenden können.

Die Universale Änderungsformel ist: Das Gegenteil dessen herzustellen, was Sie nicht länger wollen.

In diesem Kapitel schließen wir die Unterweisung in Autogenic mit vereinfachten Stimmungs-, Entspannungs- und Änderungsformeln ab, die universal in allen Fällen angewandt werden können, die nicht in diesem Buch behandelt wurden.

„Heute geschieht etwas mit der Struktur des menschlichen Bewußtseins", schrieb Teilhard de Chardin. „Eine frische Art Leben beginnt." Diese frische Art Leben ist das Gegenteil der schalen Art Leben.

Sie können aufhören, Menschen herabzusetzen und damit beginnen, sie emporzuziehen. Sie können mit einem Leben voll Haß und Zerstörung aufhören und ein Leben voll Liebe und Kreativität beginnen. Sie können statt in Ärger und Verzweiflung in Frieden und Freude leben.

Diese Kehrtwendung vom Negativen zum Positiven ist möglich. Das Negative hindert uns daran, glücklich zu sein. Das Positive ruft das Beste in uns wach und läßt uns glücklich sein.

Autogenic für eine geistige Kehrtwendung.

Welche Änderungsformel könnten Sie anwenden, wenn Sie dazu neigen, verbale Schnitzer zu machen, andere Leute unabsichtlich zu beleidigen oder auf andere Weise „ins Fettnäpfchen zu treten"? Denken Sie darüber nach. Ich werde es Ihnen gleich sagen.

Wenn Sie dazu neigen, andere zu kritisieren, sie herabzusetzen oder herunterzumachen – welche Änderungsformel könnten Sie anwenden, um diese Tendenz zu beseitigen und durch positives Verhalten zu ersetzen?

Wenn Sie gern „Ich kann nicht" statt „Ich kann" denken und sich deshalb nicht einmal Ziele setzen, weil sie fürchten, sie nicht zu erreichen – welche Änderungsformel könnten Sie benützen, um sich dies „Ich kann nicht" abzugewöhnen?

Denken Sie über diese drei Neigungen nach und finden Sie eine Suggestionsanweisung heraus, die Sie in der Entspannung anwenden können.

„Wende dein Gesicht der Sonne zu, dann kannst du den Schatten nicht sehen", sagte Helen Keller, die, wie Sie wissen, blind war. Wahrscheinlich müssen Sie dazu eine Kehrtwendung machen.

Hier sind drei eine Kehrtwendung bewirkende Bejahungen, die in den drei obigen Fällen passen. Vergleichen Sie sie mit den von Ihnen gefundenen.

Wenn Sie dauernd ins Fettnäpfchen treten: „Ich sage immer zur rechten Zeit das Richtige."

Wenn Sie anderen gegenüber zu kritisch sind: „Ich bin liebevoll, verständnisvoll und mitfühlend. Ich rufe in mir und anderen das Beste wach."

Wenn es Ihre Gewohnheit ist, „Ich kann nicht" zu denken: „Ich bin fähig, tüchtig und kompetent. Hindernisse regen meine Findigkeit an. Ich erhebe mich über meine Selbstbegrenzungen und bin imstande, mehr und mehr zu tun."

Wenn Ihnen ähnliche Bejahungen eingefallen sind, dann ist Ihnen bereits eine Kehrtwendung gelungen. Vielleicht geht die Ähnlichkeit zwischen den obigen und Ihren Bejahungen nicht ganz so weit. Dann müssen Sie sie untersuchen und sie so ändern, daß sie das Gegenteil noch stärker ausdrücken.

Wie Sie aufhören können, ins Fettnäpfchen zu treten

Wenn Ihre Bejahung feststeht, dann haben Sie auch Ihre Stimmungs- und Ihre Änderungsformel.

Stimmungsformel: (Ins Fettnäpfchen treten): Rufen Sie sich ins Gedächtnis zurück, wie Sie das letzte Mal etwas Falsches sagten. Erinnern Sie sich, wie peinlich und ärgerlich es war. Jetzt stellen Sie sich vor, wie Sie damals das Richtige sagten. Achten Sie auf das veränderte Gefühl.

Entspannungsformel: Ihre liebste Methode.

Änderungsformel: Innerlich ein paarmal wiederholen:

„Ich sage immer zur rechten Zeit das Richtige".

Stellen Sie sich eine oder zwei Minuten lang bildlich die Veränderungen vor, welche diese Kehrtwendung bewirken wird – die Gewinnung neuer Freunde, größere Beliebtheit bei Vorgesetzten, bessere persönliche Beziehungen. Beenden Sie die Sitzung mit dem gewohnten Wachzählen.

Die Kehrtwendung bei Kritiksucht

Stimmungsformel (Kritiksucht): Erinnern Sie sich an einen ganz krassen Fall, in dem Sie jemand anderen herabsetzten. Rufen Sie sich ins Gedächtnis zurück, wie Sie sich dabei fühlten, wie Sie sich aufplusterten, indem Sie den anderen heruntermachten und wie das Ergebnis schließlich negativ für Sie war. Jetzt stellen Sie sich vor, wie Sie diesen Menschen statt dessen loben. Vielleicht fällt Ihnen das schwer. Aber tun Sie's in Ihrer Phantasie. Malen Sie sich aus, wie dankbar und froh der Mensch ist, wie er Ihnen das Lob oder Kompliment bei der ersten Gelegenheit zurückgibt. Wie fühlen Sie sich?

Entspannungsformel: Ihre liebste Methode.

Änderungsformel: Innerlich ein paarmal wiederholen:

„Ich bin liebevoll, verständnisvoll und mitfühlend. Ich rufe in mir und anderen das Beste wach."

Jetzt stellen Sie sich eine oder zwei Minuten lang bildlich die Veränderung vor, die in Ihrem Ehepartner, Ihrem Freund, Ihrem Nachbarn oder anderen Beziehungspersonen vor sich gehen und die positiven Auswirkungen dieser Veränderungen auf ihr eigenes Leben. Stellen Sie sich vor, wie Sie anderen helfen und wie andere Ihnen helfen. Beenden Sie die Sitzung mit dem gewohnten Wachzählen.

Vom „Ich kann nicht" zum „Ich kann"

Stimmungsformel („Ich kann nicht"): Rufen Sie sich ein früheres Ereignis ins Gedächtnis zurück, bei dem Sie sich weigerten, sich um etwas zu bemühen. Erinnern Sie sich an Ihre damalige Einstellung, an Ihre Unsicherheit und an mögliche Minderwertigkeitsgefühle. Dann stellen Sie sich vor, daß Sie „Ich kann" sagten und einen Versuch unternahmen. Malen Sie sich aus, wie Sie alles Notwendige taten, um die Sache erfolgreich durchzuführen. Wie fühlen Sie sich, wenn Sie Ihr Ziel schließlich erreicht haben?

Entspannungsformel: Ihre liebste Methode.

Änderungsformel: Wiederholen Sie innerlich ein paarmal: *„Ich bin fähig, tüchtig und kompetent. Hindernisse regen meine Einbildungskraft an. Ich erhebe mich über eingebildete Begrenzungen und bin imstande, mehr und mehr zu tun."*

Denken Sie jetzt an eine Situation, die Ihnen heute unangenehm ist. Stellen Sie sich vor, wie Ihre Tendenz, sie zu vermeiden, zu umgehen oder davor zurückzuschrecken, sich verändert und wie Sie sich ihr voll Zuversicht und Umsicht stellen und sie erfolgreich bewältigen. Beenden Sie die Sitzung mit dem gewohnten Wachzählen.

Verwandeln Sie Ihre negativen Eigenschaften in positive

Es sind ebensoviele Verwandlungen möglich wie Ihre Persönlichkeit Mängel, Ihr Charakter Schwächen und Ihr Verhalten unerwünschte Aspekte aufweist.

Mit Hilfe der drei Beispiele, für die ich Ihnen eben die Formeln gesagt habe, können Sie eine Änderungsformel schaffen, die unerwünschte Eigenschaften in ihr Gegenteil verwandelt. Hier sind 25 weitere Eigenschaften und ihre Gegenteile. Suchen Sie sich heraus, welche auf Sie zutreffen und verwandeln Sie sie in ihr positives Gegenteil.

Auf diese Weise können Sie den Wert Ihrer Persönlichkeit erhöhen.

Negative Eigenschaften	verwandelt in	*Positive Eigenschaften*
Emotional labil		Emotional stabil
Starr		Anpassungsfähig
Eifersüchtig		Vertrauensvoll
Unbeliebt		Beliebt
Einsam		Weltoffen
Gefühl der Wertlosigkeit		Selbstwertgefühl
Schlechter Redner		Guter Unterhalter
Pessimist		Optimist
Inaktiv		Aktiv
Erfolglos		Erfolgreich

Bekümmert	Fröhlich
Nervös	Entspannt
Unruhig	Ruhig
Schwacher Wille	Starker Wille
Unentschlossen	Entschlossen
Unglücklich	Glücklich
Zurückgezogen	Kontaktfreudig
Destruktiv	Konstruktiv
Phantasielos	Kreativ
Furchtsam	Zuversichtlich
Schuldbewußt	Selbstsicher
Begrenzt	Frei
Ängstlich	Mutig
Faul	Fleißig
Apathisch	Energisch

Autogenic gegen tiefsitzende Probleme

Die 38 Jahre alte Margaret zog sich völlig zurück, als ihr Mann sie wegen eines 15 Jahre jüngeren Mädchens verließ. Sie verlor jedes Interesse am Einkaufen, Gärtnern, Töpfern und an den Leistungen ihrer Kinder in der Schule und ging überhaupt nicht mehr aus dem Haus. Die meiste Zeit lag sie im Bett. Margaret hatte eine Agoraphobie entwickelt – eine Angst, freie öffentliche Plätze zu betreten. Nachdem zwei Ärzte, eine Nervenklinik, drei Psychiater, zwei Krankenhäuser und ein Chiropraktiker ihr nicht hatten helfen können, kam Margaret zu uns.

Wir verhalfen Margaret zum Verständnis der Wurzel ihres Problems. Wir halfen ihr, ihre unterbewußte Bereitschaft zu überprüfen, dieses Problem zu bewältigen. Mit anderen Worten, wir gaben Margaret eine Stimmungsformel, mit der sie ihr Ziel herausfinden konnte, und stellten mit Hilfe der Fingerhebe-Methode fest, ob sie zu einer Änderung bereit war. Diese Methoden sind im ersten Teil dieses Buches ausführlich dargestellt.

Es ist möglich, sie ohne professionelle Unterstützung anzuwenden, und ich hoffe, daß ihnen das gelingt. Ich bezweifle, daß dies Margaret möglich gewesen wäre, denn sie hatte keinerlei Bereitschaft, irgendetwas zu tun, schon gar nicht etwas so Ungewöhnliches. Das heißt, daß manche Probleme nicht durch einen einfachen Versuch, eine Kehrtwendung zu vollziehen, zu lösen sind. In solchen Fällen müssen die Wurzeln entfernt werden.

Bei Margaret gelang uns das. Nach sechs Monaten war sie imstande, mit ihrem Hund spazieren zu gehen, innerhalb der Stadt mit dem Auto zu fahren und Einkaufen zu gehen. Sie ging auch ins Kino, bestand aber darauf, in der Nähe des Ausgangs zu sitzen. Zu Parties zu gehen oder weitere Fahrten zu unternehmen, war ihr noch nicht möglich. Doch als sie mit ihren täglichen Entspannungs- und Visualisationsübungen fortfuhr, verbesserte sich ihr Leben weiter, und sie gewann allmählich ihre frühere Ungezwungenheit und Fröhlichkeit zurück.

Angela litt unter dem gleichen Problem wie Margaret, doch nicht auf so ausgeprägte Weise. Sie war ebenfalls Ende dreißig, doch sie konnte nicht sagen, zu welchem Zeitpunkt oder im Zusammenhang mit welchem Ereignis ihre Angst begonnen hatte, auch nur kurze Strecken mit dem Auto zu fahren oder die Nacht außerhalb ihrer Wohnung zu verbringen. In einer Hinsicht ging es ihr ähnlich wie Margaret: Ihre Ehe war, wie sie es selbst ausdrückte, auf dem Nullpunkt. Null Kommunikation, null Unterstützung, null Gemeinsamkeit. Angela verkaufte optische Geräte und war in Gefahr, ihre Stellung zu verlieren.

Die Entspannungs- und Imaginationsübungen gelangen ihr ausgezeichnet. Im Vergleich zu Margaret war sie auch gut motiviert. Wir brachten sie dazu, sich im wesentlichen selbst zu therapieren, indem wir ihr die Autogenic-Grundtechniken beibrachten, und sie erklärte sich bereit, täglich zu üben.

Nach neun Monaten erkundigten wir uns telefonisch nach Angelas Befinden. Es war gleich zu merken, daß sie Erfolg gehabt hatte – begeistert erzählte sie, daß sie sich immer noch täglich entspannte und positive Imaginationsübungen machte. Sie war voll Zuversicht und

Energie und war imstande, ohne Angst die für ihren Beruf erforderlichen Fahrten mit dem Auto zu unternehmen.

Die Wurzel von Angelas Problem saß nicht so tief wie bei Margaret. Ihr Fall bedurfte nicht so großer professioneller Kenntnisse, und so konnte sie nach anfänglicher Führung selbst damit fertigwerden. Hätte es damals schon dieses Buch gegeben, dann hätte es wahrscheinlich für Angela als Anleitung genügt. Margaret hingegen würde auch heute noch professionelle Hilfe brauchen.

Eine weitere kurze Fallgeschichte: Patricia, eine 34 Jahre alte Hausfrau, hatte keine Freude am Geschlechtsverkehr. Ihr Mann war rücksichtsvoll und geduldig, doch ihre Unfähigkeit, einen Orgasmus zu bekommen, frustrierte auch ihn. Patricia war eine motivierte Klientin mit guter Einsicht in ihr Problem. Sie hatte nach ihrer Heirat vor vierzehn Jahren Widerstand gegen sexuelle Beziehungen entwikkelt, und diese Verspanntheit hatte sie nie verlassen. Ihre Verspanntheit verstärkte sich natürlich noch, je mehr sie sich bemühte, einen Höhepunkt zu erreichen. Es war ein „Teufelskreis".

Es gelang Patricia, diesen Kreis zu durchbrechen. Die Lösung war Entspannung. Sie benötigte dafür nur wenige Anweisungen. Die Änderungsformel basierte auf zwei Hinweisen: Erstens war sie auf streng viktorianische Weise erzogen worden und betrachtete deshalb Sex als etwas Unanständiges. Zweitens hatte sie bei ihrem ersten sexuellen Erlebnis Angst vor Schmerzen gehabt. Deshalb enthielt ihre Änderungsformel zwei Programmierungen. Erstens: „Es ist völlig normal, moralisch und gesund, loszulassen und Lust zu empfinden." Zweitens: „Nichts wird mir wehtun. Ich kann loslassen."

Die Formulierung „Ich werde einen Höhepunkt erreichen" war nicht notwendig. Patricia brauchte sich bloß selbst aus dem Weg zu gehen, indem sie ihre Kontrolle aufgab.

Sie schaffte das Ganze allein. Heute, ein Jahr später, ist sie orgasmusfähig wie eine normale Frau. Alle Aspekte des Vorspiels und des Verkehrs bedeuten ihr ein vorher nie gekanntes Vergnügen. Manchmal wendet sie Autogenic noch an, um ihre sexuelle Empfindungsfähigkeit zu steigern.

Es gibt Probleme verschiedensten Grades. Die schwierigsten haben wir in der ersten Hälfte dieses Buches behandelt. Sie sind im allgemeinen mit den einfachen Umprogrammierungs-Methoden, mit denen wir uns in diesem letzten Kapitel befassen, nicht zu beheben. Solche Versuche können sogar gefährlich sein und zu geistigen Konflikten führen, die das Problem noch verschlimmern.

Wenn Sie jedoch der Meinung sind, daß es sich bei Ihnen eher um eine persönliche Eigenschaft handelt, die sie korrigieren möchten, als um ein tiefsitzendes Problem, dann wird die einfache Methode, die Eigenschaft zu identifizieren, sich zu entspannen und die Anweisung zur Änderung zu geben, sehr wirkungsvoll sein.

Eine Änderungsformel für durchschlagenden Erfolg

Wenn ich wüßte, wer das folgende geschrieben hat, würde ich ihm oder ihr die gebührende Anerkennung zollen:

Wenn du denkst, du bist geschlagen, bist du's schon.
Wenn du denkst, du traust dich nicht, traust du dich nicht.
Wenn du gewinnen willst und denkst, du kannst es nicht,
hast du schon verloren.
Denn in dieser Welt
bringt der Wille den Erfolg:
Alles bewirkt dein Geist.
Die Schlachten des Lebens
gewinnt nicht immer der Stärkere oder Schnellere.
Siegen wird letztlich,
wer an seinen Sieg glaubt.

Sie können Erfolg haben.

Sie können sich Ziele setzen und sie erreichen.

Viele Menschen haben klar umrissene Ziele. Sie wissen zu einem bestimmten Zeitpunkt genau, in welche Richtung sie gehen müssen, um dort zu sein, wo sie zu einem bestimmten anderen Zeitpunkt sein wollen.

Für diese Menschen gibt es besondere Stimmungs- und Änderungsformeln, mit denen sie erfolgreich ihr Ziel erreichen können.

Andere Menschen haben nicht so klare Ziele. Sie wünschen sich zum Beispiel in finanzieller Hinsicht nur mehr Bewegungsfreiheit. In familiärer Hinsicht wünschen sie sich einfach mehr Freizeit, die sie mit dem Ehepartner und den Kindern verbringen können. Auf gesellschaftlichem Gebiet möchten sie besser mit anderen auskommen. Spirituell wünschen sie sich mehr inneren Frieden, geistig besseres Erinnerungsvermögen und Gewahrsein und im allgemeinen mehr Optimismus und Wohlbefinden.

Bei nicht so klar umrissenen, mehr allgemeinen Zielen können Sie die Autogenic- „Schrotflinten"-Methode mit einer Änderungsformel benützen, die alle wesentlichen Punkte einbezieht.

Ich werde Ihnen eine solche Änderungsformel sagen. Da sie sehr viel umfaßt, muß sie eine Zeitlang täglich wiederholt werden, damit sie auf den verschiedenen Gebieten Erfolg bringen kann.

Auf jeden Fall ist sie ein sehr wirksames Mittel gegen Mißerfolg, Negativität und Apathie. Sie kann in Ihnen eine Energieexplosion auslösen. Sie kann kreative Fähigkeiten aufblühen lassen, von denen Sie keinerlei Ahnung hatten. Sie kann Sie zu immer höheren Gipfeln des Erfolges führen.

Hier die Methode.

Stimmungsformel: Machen Sie die Zwei-Wege-Übung. Sehen Sie sich so, wie Sie jetzt sind, auf dem linken Weg. Machen Sie sich Ihre Unzufriedenheit auf bestimmten Lebensgebieten bewußt. Blicken Sie auf den rechten Weg. Stellen Sie sich vor, wie Sie Autogenic anwenden. Sehen Sie, wie sich Ihre Fähigkeiten, Ihre Eigenschaften, ihre Einstellung verbessern. Sehen Sie, wie positiv sich dies auf bestimmten Gebieten Ihres Lebens auswirkt. Entscheiden Sie sich, auf welchem Weg Sie weitergehen wollen. Sehen Sie sich, wie Sie diesen Weg betreten.

Entspannungsformel: Am besten wäre es, den langen Kassettentext zu verwenden. Sie können sich den Text natürlich auch von einer anderen Person vorlesen lassen, doch wenn Sie sich auf jemand anderen verlassen müssen, ist es vielleicht schwierig, die Übung jeden Tag zu machen. Wenn Sie den Entspannungstext im 3. Kapitel noch nicht auf Kassette gesprochen haben, dann sollten Sie das vielleicht tun, denn für die Änderungsformel werden Sie wahrscheinlich eine Kassette brauchen. Doch statt das Ganze auf die lange Bank zu schieben, sollten Sie sich wenigstens mit irgendeiner der Methoden aus den letzten Kapiteln, die Ihnen gutgetan hat, tief entspannen – mit der progressiven Muskelentspannung, dem Handheben, dem Rückwärtszählen, den imaginierten ruhigen Szenen.

Änderungsformel: Hierfür werden Sie wohl eine Kassette brauchen. Die einzige andere Möglichkeit ist, daß Sie jemanden finden, der bereit ist, täglich mit Ihnen zusammenzuarbeiten. Der Kassettentext ist ungefähr fünf Minuten lang. Zusammen mit der Zeit, die Sie für die Stimmungsformel und für die Entspannungskassette brauchen, müssen Sie etwa 15 Minuten täglich in den auf Sie zukommenden Erfolg investieren.

Hier ist der Text zum Aufnehmen oder Vorlesen. Lesen Sie ihn zuerst durch.

Gibt es darin irgendetwas, das bei Ihnen Widerstand hervorruft? Dann finden Sie die Eigenschaft, die Sie blockiert, heraus und wenden Sie eine eigene Autogenic-Sitzung dafür auf, diese Eigenschaft in ihr positives Gegenteil zu verwandeln.

Wenn Sie den Text jedoch voll akzeptieren können, steht seiner Anwendung nichts im Weg.

„Ich erweitere immer mehr mein Wissen und finde Wege, es anzuwenden. Ich setze stets alle meine Kräfte für meinen Fortschritt ein. Ich vertraue darauf, immer das Rechte zu tun. Ich bin mir meiner körperlichen Kraft und meiner geistigen Fähigkeiten sicher. Ich bin voll Energie. Ich bin mir und anderen gegenüber ehrlich und aufrichtig. Mein Verhalten ist gegenüber mir und meinen Mitmenschen von höchster Verantwortung bestimmt. Alles, was ich tue, ist zu meinem Wohl und zum Wohl der Menschheit. Ich tue alles nach besten Kräften, und meine Kräfte steigern sich jedes Mal, wenn ich sie anwende.

Ich benütze meine verbesserten Fähigkeiten, um mir und meinen Mitmenschen zu helfen. Ich sehe in allen Menschen und in allen Geschehnissen das Gute. Ich bin dankbar für die positiven Ergebnisse. In allen meinen Beziehungen vergebe ich anderen ihre Negativität, und ich vergebe mir selbst. Ich lasse mich auf kein negatives Geschwätz ein und fälle keine negativen Urteile. Wenn ich spreche, betone ich das Freundliche, Wahre, Hilfreiche.

Täglich wachse ich geistig und spirituell. Ich bin fähig, meine Angelegenheiten mit Reife und Weisheit zu lenken. Ich handle diszipliniert, energisch und ordentlich. Ich bin in Harmonie mit den Gesetzen der Gesellschaft, des Geschäftslebens und der Natur. Diese Worte vervollkommnen mein Verhalten, befreien mich von falschen Begrenzungen und erfüllen mich mit voller Kraft. Meine Sinne schärfen sich. Ich sehe besser. Ich höre besser. Mein Geschmacks-, Geruchs- und Tastsinn steigern sich. Die Entspannung harmonisiert die Funktion meiner Drüsen, meiner inneren Organe und meiner Nerven. Ich erlange vollkommene Gesundheit. Ich werde immer jugendlicher und vitaler. Meine innere Harmonie wirkt in jeder Zelle meines Körpers. Diese Harmonie zeigt sich in meinen familiären, geschäftlichen und gesellschaftlichen Beziehungen. Große Macht und Wohlstand sind mein. Unendliche Energie steht mir im Überfluß zur Verfügung, und ich kann mit ihr alle meine Bedürfnisse erfüllen. Ich bin voll Dankbarkeit, Zuneigung und Liebe für alle Menschen und besonders für jene, mit denen ich zusammen lebe und arbeite.

Ich habe jederzeit Macht über meinen Geist, über meine Aufmerksamkeit, meine Stimmungen und meine Persönlichkeit. Ich nütze diese Macht zur Verhinderung des Negativen und zur Förderung des Positiven, sowie meiner körperlichen und geistigen Gesundheit und meiner Harmonie mit anderen. Ich bin lösungsorientiert. Wenn nötig, denke ich präzise und logisch. Wenn nötig, denke ich intuitiv und kreativ. Wenn nötig, bin ich imstande, beide Arten des Denkens zu koordinieren.

Ich plane meinen Tag und halte mich an meinen Plan. Ich bin ausgeglichen und leistungsfähig. Ich kann mich gut konzentrieren, ohne mich ablenken zu lassen. Meine Entscheidungen treffe ich im Rahmen des Erreichbaren und der besten Erfolgschancen zur Erreichung meiner Ziele. Ich bin in der Lage, Resultate richtig einzuschätzen und mir Ziele zu setzen, die meinem Fortkommen förderlich sind. Ich nütze jeden Tag auf die beste Weise.

Ich erwache jeden Morgen erfrischt und ausgeruht, voll Energie und Begeisterung. Ich werde von Tag zu Tag dynamischer, produktiver und selbstsicherer. Ich bin ein Beispiel für andere. Ich bin tatkräftig. Ich bin gebefreudig. Ich bin leistungsfähig.

Ich bin von Tag zu Tag erfolgreicher. Ich verwirkliche mein höchstes Selbst."

Zählen Sie sich hellwach mit dem Vorsatz, sofort mit Ihrem neuen Leben zu beginnen.

Es war mir eine Freude, Ihnen Autogenic zu vermitteln. Ich bin sicher, es wird Ihnen ebensoviel Freude bringen.

Anhang

Den folgenden Text können Sie benützen, wenn Ihnen daran liegt, Ihr Gewicht zu vermindern. Entspannungs- und Änderungsformel sind darin kombiniert. Verwenden Sie die im 7. Kapitel angeführte Stimmungsformel und hören Sie sich dann das folgende an:

„Mache es dir ganz bequem. Sei bereit, dich zu entspannen. Gleich werde ich dich bitten, dreimal tief ein- und auszuatmen und beim dritten Ausatmen die Augen zu schließen. Atme jetzt zum ersten Mal tief ein und aus und sei bereit, deinen Geist und deinen Körper zu entspannen. Atme jetzt zum zweiten Mal ein und aus. Ganz tief. Wenn du ausatmest, entspanne dich noch etwas mehr. Atme jetzt zum dritten Mal ein, und wenn du ausatmest, schließe die Augen. Schließe ganz sanft die Augen und lasse sie geschlossen, bis ich dir sage, du sollst sie öffnen. Während du entspannt dasitzt oder liegst und meiner Stimme lauschst und meine Anweisungen befolgst, wirst du bald spüren, daß du dich immer tiefer und tiefer entspannst. Du wirst spüren, daß du dich immer tiefer und tiefer entspannst, immer tiefer und tiefer in eine ganz tiefe Entspannung sinkst. Wenn ich jetzt das Wort schlaff sage, lasse alle Muskeln deines Körpers schlaff werden, ganz weich und schlaff, wie bei einer Stoffpuppe. Laß sie jetzt schlaff werden, mach dir die Schlaffheit deiner Muskeln bewußt, während du sie entspannst. Mach dir das Gefühl der Entspannung bewußt, sei ganz entspannt, ruhig und still. Ich werde dich jetzt bitten, alle Teile deines Körpers zu entspannen. Beginne bei deinen Füßen und Knöcheln. Entspanne die Muskeln deiner Füße und Knöchel. Laß sie ganz schlaff werden. Laß jetzt die Muskeln deiner Beine schlaff werden, und während sie sich mehr und mehr entspannen, spüre die zunehmende Schwere in deinen Füßen und Beinen. Je schlaffer du diene Füße und Beine werden läßt, umso mehr entspannen sie sich, umso schwerer werden sie, und bald erfaßt das Gefühl der Schlaffheit und Entspanntheit und Schwere deine Waden, deine Schenkel, und spürst die Entspannung und merkst, wie sich alle Spannungen immer mehr auflösen, während du dich immer mehr entspannst. Und dich erfüllt ein Gefühl der Ruhe und Sicherheit, während das Gefühl von Schlaffheit und Schwere sich in deinem ganzen Körper ausbreitet und ihn immer mehr entspannt. Du spürst wie alle Spannungen sich einfach auflösen. Und dieses herrliche Gefühl der Ruhe und Entspannung breitet sich aus in die Muskeln deines Bauchs und in deiner Brust, und du spürst, wie dein ganzer Körper schlaff und locker wird, wie alle Spannungen sich auflösen, einfach auflösen. Das Gefühl der Entspannung strömt durch deinen Körper, strömt von deinen Füßen in deine Schenkel und in deinen Bauch, strömt in deine Brust, in deine Schultern, und du wirst immer lockerer und schlaffer und treibst hinab in eine angenehme, behagliche Ruhe. Die Entspannung und Schlaffheit strömt über deine Schultern und hinunter durch deinen Rücken und alle Spannungen lösen sich auf. Du kannst dich ganz gehen lassen, du kannst dir erlauben, immer tiefer und tiefer zu treiben und die Schlaffheit erfüllt dich immer mehr und entspannt dich vollkommen. Du spürst, wie dieses herrliche Gefühl der Entspannung sich immer weiter ausbreitet, in die Muskeln deines Nackens, und die Muskeln an der Vorderseite deines Halses und die Muskeln an den Seiten deines Halses werden immer lockerer und schlaffer. Du läßt einfach alles los, und schließlich entspannst du Muskeln deines Gesichts und deiner Wangen. Entspanne vollkommen alle deine Muskeln, und während deine Entspannung immer tiefer wird, beginnst du die Wärme und Schwere zu spüren, die du, wie ich dir gesagt habe, spüren wirst, und du kannst dich jetzt vollkommen diesen angenehmen, wunderbaren Gefühlen hingeben. Dein Atem ist jetzt tief und regelmäßig, und dein ganzer Körper ist jetzt erfüllt von diesem Gefühl der Ruhe und Behaglichkeit. Höre weiter auf meine Worte, höre nur auf meine Stimme. Du brauchst dich nicht angestrengt zu konzentrieren. Du brauchst nur zuzuhören und die Gefühle, von denen ich spreche, zu spüren, und dann werden alle Suggestionen, die ich dir gebe, die Wirkung haben, die du dir wünschst. Das Gefühl der Entspannung, das du jetzt spürst, ist herrlich angenehm; es ist so angenehm, daß du es beibehalten möchtest. Es tut dir so gut, so wunderbar gut, daß du kein Verlangen hast, dich zu bewegen. Du fühlst dich in diesem Zustand vollkommen wohl. Du kannst diese Entspannung genießen; nichts stört dich, und obwohl du dich jetzt noch tiefer und tiefer entspannst, ist dir trotzdem alles bewußt, was um dich herum vor sich geht. Doch du kannst alles außer acht lassen, was du außer acht lassen willst und auf alles deine Aufmerksamkeit richten, worauf du deine Aufmerksamkeit richten willst. Mache dir jetzt klar, daß du wirklich die Gefühle empfindest, die du, wie ich dir gesagt habe, empfinden wirst. Erinnere dich, wie ich dir am Anfang gesagt habe, du sollst dreimal tief ein und aus atmen und die Augen schließen und deinen Körper entspannen, wie ich dir gesagt habe, daß du dich entspannen wirst und wie du dich entspannt hast. Und jetzt sage ich dir: obwohl du entspannt bist, ist es dir möglich, dich noch tiefer zu entspannen, viel tiefer, noch viel tiefer, als du es jetzt bist. Und die Tür, die zu noch viel tieferer Entspannung führt, ist jetzt vor dir. Gleich werde ich dich durch diese Tür in eine noch viel tiefere Entspannung führen, und wenn du diese Tiefe erreicht hast, werde ich dir die Suggestion geben, die dich mit Sicherheit erreichen läßt, was du erreichen willst. Stell dir jetzt die Tür vor. Mach jetzt die Tür auf, schau dir an, was hinter der Tür ist. Hinter der Tür ist eine lange, bequeme gewundene Treppe, die immer tiefer hinab führt. Du wirst in dem Halbdunkel bequem und sicher die Treppe hinuntergehen, ganz darauf bedacht, das Gefühl tiefer Entspannung zu empfinden, das dich bei jeder Stufe, die du hinabsteigst, immer mehr erfüllen wird. Beginne jetzt hinabzusteigen, langsam, eine Stufe nach der andern, Stufe um Stufe, immer tiefer und tiefer, Stufe um Stufe, und du fühlst dich immer behaglicher, tiefer und tiefer, langsam eine Stufe nach der andern, Stufe um Stufe, tiefer und tiefer, wunderbar behaglich, tiefer und tiefer, bis du schließlich das untere Ende der Treppe erreicht hast. Und dort unten ist eine Plattform, eine Plattform, die weich und angenehm ist, wie eine Couch, bedeckt mit weichen Kissen, und du kannst dich auf diese Couch legen und sinkst ein in diese Weichheit. Während du immer tiefer einsinkst, beginnt sie langsam zu schweben und dahinzutreiben, einfach schwebend dahinzutreiben. Und du spürst dieses schwebende Gefühl, die Wärme und Behaglichkeit, während du dahintreibst, und während du dahintreibst, erinnerst du dich, daß du, während du die Treppe hinabstiegst, dich wirklich immer tiefer und tiefer entspannt hast, damit die Suggestionen, die ich dir geben werde, wirken können. Und daß mit jeder Stufe deine Aufnahmefähigkeit wirklich immer stärker wurde, so daß du, als du unten ankamst, in der tiefen Entspannung warst, in der du sein solltest, in dem Zustand, der notwendig ist, damit die Suggestionen wirken, die Suggestionen, die ich dir geben werde. Diese Suggestionen werden schnell und leicht wirken. Dein Geist wird diese Suggestionen immer automatisch befolgen, wenn du sie brauchst. Sie werden die Veränderungen bewirken, die dir vollkommenen, totalen Erfolg bringen, denn von jetzt an hast du einen neuen Respekt vor deinem Körper, einen neuen Respekt vor deiner Gesundheit und deinem Aussehen. Die alten zwangshaften Eßgewohnheiten, die du hattest, gibt es nicht mehr. Du hast nicht mehr den Drang, zuviel zu essen, du hast nicht mehr den plötzlichen Drang, zwischen den Mahlzeiten zu essen; du hast nicht mehr die Gewohnheit, zuviel zu essen. Ganz gleich, ob du die Gewohnheit hattest, zuviel zu essen oder zwischen den Mahlzeiten zu essen, am Abend oder spät nachts zu essen; alle Gewohnheiten, die dich veranlaßten, zuviel zu essen oder falsche Nahrungsmittel zu essen, gibt es nicht mehr. Das alte negative Bild, das du von dir hattest, die Vorstellung, daß du dich nicht beherrschen kannst, wird jetzt ersetzt durch ein positives Bild von dir, und du siehst dich gesund, vital und beherrscht. Alle deine früheren zwangshaften oder nervösen Eßgewohnheiten sind jetzt ausgelöscht und verschwunden. Statt des Zwanges, zuviel zu essen, erfüllt dich jetzt ein neues Selbstbewußtsein. Du wirst nie mehr ohne zu denken nach etwas Eßbarem greifen. Du wirst nicht einfach essen, weil du nichts besseres zu tun hast. Du wirst nicht einfach essen, weil du dich im Moment nervös oder angespannt oder gelangweilt fühlst; denn welcher Grund dich früher auch so handeln ließ – diesen Grund gibt es nicht mehr, dieser Grund existiert nicht mehr. Ganz gleich, welche unlogischen Einstellungen dich glauben ließen, Essen könne deine Probleme oder deine Langeweile oder deine Frustrationen oder deine Nervosität beseitigen – diese unlogischen Einstellungen gibt es nicht mehr. Du bist dir jetzt völlig klar darüber, daß Essen Probleme oder Langeweile oder Frustrationen nicht beseitigen kann und in keiner Hinsicht eine Lösung bringt. Dir ist jetzt völlig klar, daß du imstande bist, mit den Problemen des Lebens unabhängig davon fertig zu werden, auf eine logischere Weise. Von jetzt an wird jede Mahlzeit, die du zu dir nimmst, deinen Hunger und Appetit vollkommen stillen, bis es Zeit für deine nächste reguläre Mahlzeit ist. Du wirst dich nicht mehr wie früher verhalten; von jetzt an übernimmst du vollkommen die Verantwortung für deinen Körper, und du tust nur, was gur für deinen Körper ist. Welche Gründe dich auch veranlaßt haben, zuviel zu essen – diese Gründe sind jetzt bedeutungslos. Sie beherrschen oder beeinflussen dein Leben in keiner Weise mehr. Während du mich sprechen hörst, spürst du, wie dein Ich stärker wird, immer stärker und stärker. Du spürst, wie deine Entschlossenheit, selbst für dich verantwortlich zu sein, stärker und stärker wird. Von jetzt an wirst du nur Dinge tun, die gut für deinen Körper sind. Dein Unterbewußtsein wird jetzt dein Eßbedürfnis auf kluge Weise regulieren und die richtige Nahrung und die richtige Nahrungsmenge bestimmen, so daß mehr als bescheidene Mengen gesunder Nahrung dich mit einem Völlegefühl erfüllen werden. Du wirst nie mehr essen wollen als bescheidene Mengen gesunder Nahrung. Dickmachende Nahrung ist dir jetzt widerlich und reizt dich nicht mehr. Alle alten Gewohnheiten, die an deinem Übergewicht schuld waren, alle mit Selbstbetrug verbundenen Gewohnheiten gibt es jetzt nicht mehr, denn von jetzt an wirst du nur noch geringe Nahrungsmengen zu dir nehmen. Für dich selbst verantwortlich zu sein, gesund zu leben, einen gesunden, schlanken Körper zu entwikkeln, wird dich viel mehr befriedigen als zuviel zu essen. Jeden Tag werden dein Selbstbewußtsein und deine neue Fähigkeit wachsen, nicht nur Gewicht zu verlieren, sondern verantwortlich für dich selbst zu bleiben. Von jetzt an wirst du stets herrlich positiv und zuversichtlich sein. Du wirst imstande sein, soviel abzunehmen, wie du willst, und du wirst sicher sein, daß du imstande bist, das von dir gewünschte Gewicht, wenn du es erreicht hast, zu behalten. Du wirst Tag für Tag in der Gegenwart leben, von Tag zu Tag, von Stunde zu Stunde, von Minute zu Minute. Du wirst dich stark und harmonisch fühlen. Du wirst keinerlei Krücke brauchen, um schlanker zu werden und schlank zu bleiben, denn dein Unterbewußtsein wird eingedenk aller unangenehmen Aspekte des Übergewichts automatisch richtig handeln. Es wird stets die wundervollen Vorzüge des Gesund- und Schlankseins bedenken. Jedes Mal, wenn du Nahrung widerstehst, die du nicht essen sollst, wirst du sofort spüren, wie gut das für dich ist. Du wirst stolz auf dich selbst und glücklich sein. Deine Fähigkeit, zu bestimmen, was du ißt, deine Fähigkeit, über dein Leben zu bestimmen, wird immer mehr wachsen. Jedes Mal, wenn du etwas nicht ißt, was du nicht essen sollst, wirst du dich sofort selbst beglückwünschen, denn dein Unterbewußtsein ist jetzt fähig zu bestimmen, was du ißt und wann du ißt und zu bewirken, daß du soviel wie nötig abnimmst. Dein Selbstvertrauen und deine Fähigkeit, über dich selbst zu bestimmen, sind jetzt so groß, daß du bestimmt nicht wieder zunehmen wirst, wenn du genug abgenommen hast. Sieh dich jetzt selbst mit dem Gewicht, das du haben willst, stell dir dich selbst klar und deutlich mit dem Gewicht vor, das du dir wünschst, und akzeptiere überzeugt und selbstbewußt, daß du dieses Gewicht erreichen wirst, denn von jetzt an wird alles leichter für dich sein. Du wirst dich leichter entspannen können, du wirst dich nicht mehr so leicht aufregen, du wirst nicht mehr so leicht nervös oder ängstlich werden. Ich werde dir jetzt sagen, wie es dir möglich sein wird, jedes Gefühl von Nervosität zu bezwingen, es automatisch auszuschalten; jedes Gefühl der Spannung oder Angst, jeden Drang, zuviel zu essen oder etwas anderes, was nicht gut für dich ist, im Übermaß zu tun, zu beherrschen. Erstens: Höre mit dem, was du gerade tust, auf. Brich es einfach ab. Dann mach einen tiefen Atemzug; atme tief ein und langsam aus. Dieser Atemzug wird dich automatisch entspannen. Deine Nervosität wird sich rasch auflösen. Du wirst wieder die Verantwortung für dich selbst übernehmen, bewußt und unterbewußt. Und jetzt sieh dich wieder, in der absoluten Überzeugung, daß du vollen Erfolg haben wirst, mit dem Gewicht, das du dir wünschst, und dies ist das Gewicht, das du haben wirst, denn du hast jetzt die Fähigkeit, soviel wie nötig abzunehmen. Die Kräfte, die dich zuviel essen ließen, haben keine Macht mehr über dich. Es gibt keine solchen Versuchungen mehr für dich. Du bist ruhig und entspannt, und du bist jetzt in der Lage, die Verantwortung für dich zu übernehmen und verantwortlich für dich zu bleiben, und du hast vollkommene Macht über dich. Wir gehen jetzt die Treppe wieder hinauf. Während wir hinaufgehen, wirst du allmählich immer wacher, immer wacher und frischer, geistig und körperlich. Wir kommen jetzt zu den letzten fünf Stufen, und wenn wir bei der obersten Stufe ankommen, wirst du die Augen öffnen und dich herrlich erfrischt fühlen. Eins, immer höher und höher, zum ganz normalen Wachsein. Zwei, du fühlst dich wunderbar positiv. Drei, höher und höher. Vier, immer wacher und wacher. Fünf, du fühlst dich herrlich frisch. Augen auf. Du fühlst dich herrlich."